Tassilo Marchetti

Terapias hormonales

Ciencia, aplicación y perspectivas

bup

Tassilo Marchetti

Terapias hormonales

Ciencia, aplicación y perspectivas

Impresión: ISBN 978-3-69035-250-5
eBook: ISBN: 978-3-69035-258-1

Número de pedido: 1849
También disponible como libro electrónico

© Bremen University Press, 2025.
El manuscrito no puede ser utilizado ni total ni parcialmente sin el consentimiento previo por escrito del editor.

Editorial de la Universidad de Bremen
Fahrenheitstr. 11
D-28359 Bremen

bup@bremenuniversitypress.com
www.bremenuniversitypress.com

Tassilo Marchetti

Terapias hormonales

Ciencia, aplicación y perspectivas

Visión general

INTRODUCCIÓN	8
PARTE I: FUNDAMENTOS DE LA TERAPIA HORMONAL	13
PARTE II: APLICACIÓN DE TERAPIAS HORMONALES	68
PARTE III: BENEFICIOS, RIESGOS Y CONTROVERSIAS	100
PARTE IV: EL FUTURO DE LAS TERAPIAS HORMONALES	110
PALABRAS FINALES	119
ÍNDICE	122

Índice

INTRODUCCIÓN	8
Aclaración de términos	8
Panorama histórico	10
Pertinencia del tema	11
PARTE I: FUNDAMENTOS DE LA TERAPIA HORMONAL	**13**
Bioquímica y fisiología de las hormonas	13
Diagnóstico de los trastornos hormonales	15
Métodos de medición hormonal	15
Análisis de sangre	15
Pruebas de saliva	17
Análisis de orina	19
Imágenes	21
Síntomas típicos y su interpretación	23
Agotamiento y aumento de peso	24
Pérdida de peso no deseada, nerviosismo y palpitaciones	26
Trastornos menstruales e infertilidad	28
Fracturas óseas y debilidad muscular	31
Hipertensión arterial y trastornos electrolíticos	34
Papel de la genética y los factores epigenéticos	**37**
Enfermedades monogénicas	37
Influencias poligénicas	40
Factores epigenéticos	43
Tipos de hormonas en terapia	**46**
Hormonas esteroides	46
Estrógenos y progesterona	46
Testosterona	49
Corticosteroides (por ejemplo, cortisol, prednisona)	51

Hormonas peptídicas 53
    Insulina 53
    Hormonas del crecimiento (somatropina) 54
    Glucagón 55
    Eritropoyetina (EPO) 56

Hormonas tiroideas 56
    Levotiroxina (T4 sintética) 57
    Liotironina (T3 sintética) 58
    Fármacos antitiroideos 59

Hormonas sintéticas y bioidénticas 60
    Hormonas sintéticas 61
    Hormonas bioidénticas 62

Importancia de las hormonas en la terapia **64**

PARTE II: APLICACIÓN DE TERAPIAS HORMONALES **68**

Terapia hormonal en ginecología **68**
    Menopausia y síntomas perimenopáusicos 68
    Terapia hormonal sustitutiva (THS): Indicaciones, beneficios y riesgos 69
    Prevención y tratamiento de la osteoporosis 72

Alternativas a la terapia hormonal sustitutiva **74**

    Bifosfonatos 74
        Campos de aplicación y ventajas de los bifosfonatos 75
        Formas de aplicación y dosificación 76
        Efectos secundarios y restricciones 76

    Denosumab 76
        Mecanismo de acción de denosumab 77
        Ventajas de denosumab 78
        Riesgos del denosumab 79
        Restricciones y problemas de destete 80

    Moduladores selectivos de los receptores estrogénicos (SERM) 80

    Vitamina D y calcio 83

Terapia hormonal en andrología	85
Tratamientos hormonales en medicina reproductiva	88
Oncología y terapia hormonal	91
Medicina transgénero y terapia hormonal	94
Pediatría y trastornos de la pubertad	96
PARTE III: BENEFICIOS, RIESGOS Y CONTROVERSIAS	**100**
Beneficios de la terapia hormonal	100
Riesgos y efectos secundarios	102
Controversias y debates sociales	106
PARTE IV: EL FUTURO DE LAS TERAPIAS HORMONALES	**110**
Nuevos avances y tecnologías	110
Enfoques alternativos	112
Perspectivas de investigación	116
PALABRAS FINALES	**119**
ÍNDICE	**122**

Introducción

Aclaración de términos

La hormonoterapia es un tratamiento médico en el que se administran o regulan hormonas para influir en procesos fisiológicos, tratar enfermedades o aliviar síntomas. Las hormonas son mensajeros químicos producidos por las glándulas endocrinas que controlan diversas funciones biológicas del organismo, como el metabolismo, el crecimiento, la reproducción y la regulación del estado de ánimo. Dependiendo del objetivo, la terapia hormonal puede adoptar diferentes formas y utilizarse en distintos ámbitos.

La terapia hormonal se divide básicamente en dos categorías principales: la administración de hormonas y el bloqueo o regulación de la producción hormonal del propio organismo.

La primera se utiliza a menudo cuando hay un desequilibrio hormonal o una deficiencia hormonal, como en la terapia de sustitución. Ejemplos típicos de ello son la administración de insulina para la diabetes mellitus, la administración de hormonas tiroideas para una tiroides hipoactiva (hipotiroidismo) o la terapia hormonal sustitutiva (terapia de reemplazo hormonal) para mujeres posmenopáusicas con el fin de aliviar los síntomas de la menopausia.

La segunda variante, en la que se bloquea o modula el efecto de las hormonas, es especialmente relevante en oncología, sobre todo en tumores hormonodependientes como el cáncer de mama o de próstata. Se trata de utilizar sustancias que inhiben la producción de determinadas hormonas o bloquean su efecto en las células diana. Estos tratamientos pueden ralentizar o detener el crecimiento de las células tumorales hormonodependientes.

La terapia hormonal también se utiliza en otros contextos médicos. En medicina reproductiva, se utiliza para regular el ciclo menstrual, favorecer la maduración de los óvulos o desencadenar la ovulación. En la medicina transexual, apoya el proceso de reasignación de sexo, por ejemplo administrando testosterona o estrógenos para adaptar los caracteres sexuales secundarios al sexo deseado.

A pesar de su amplia gama de aplicaciones, la terapia hormonal no está exenta de riesgos y efectos secundarios. El tratamiento requiere una cuidadosa consideración de la relación riesgo-beneficio y un seguimiento continuo. Entre los posibles efectos secundarios se encuentran la trombosis, los trastornos metabólicos, una mayor tendencia a desarrollar cáncer en determinados contextos y efectos adversos sobre el sistema cardiovascular. Por lo tanto, la elección de las hormonas, las dosis y las formas de administración adecuadas es crucial para el éxito y la seguridad de la terapia.

La terapia hormonal es una estrategia de tratamiento médico versátil y eficaz que se utiliza específicamente en diversos cuadros clínicos. Su aplicación se basa en un sólido conocimiento de la regulación endocrina y requiere una adaptación individualizada a las necesidades y condiciones de salud del paciente.

Panorama histórico

La historia de la terapia hormonal está estrechamente ligada al descubrimiento y la comprensión de las hormonas, que son mensajeros químicos que controlan numerosos procesos fisiológicos del organismo. Los primeros indicios de los mecanismos de acción hormonal se remontan al siglo XIX, cuando Arnold Berthold demostró mediante experimentos con gallos castrados que las glándulas segregan sustancias que influyen en el desarrollo de los organismos. El término "hormona" fue acuñado en 1905 por Ernest Starling y William Bayliss, que describieron la transmisión química de señales entre órganos. El efecto terapéutico de los extractos glandulares se reconoció pronto, por ejemplo en el tratamiento del hipotiroidismo o el primer uso con éxito de la insulina para tratar la diabetes en 1921. El descubrimiento y aislamiento de hormonas como la cortisona, los estrógenos, la progesterona y la testosterona en la década de 1930 condujo al desarrollo de terapias hormonales específicas. Esto revolucionó el tratamiento de numerosas enfermedades como la artritis reumatoide, los cánceres hormonodependientes y los síntomas de la menopausia. El desarrollo de los anticonceptivos orales en los años 50 marcó un hito social y médico al dar a las mujeres el control sobre su reproducción. Con el avance de la biotecnología en la década de 1980, empezaron a estar disponibles hormonas producidas sintéticamente que ofrecían mayor pureza y eficacia. En la medicina moderna, la terapia hormonal puede utilizarse de diversas formas, por ejemplo en oncología, medicina reproductiva o medicina de género. Los enfoques más recientes se basan en terapias personalizadas, hormonas bioidénticas y el uso de tecnologías recombinantes para aumentar la precisión y la seguridad del tratamiento. Este desarrollo continuo demuestra el papel central de la terapia hormonal en la medicina y su potencial para futuras innovaciones.

Pertinencia del tema

Las terapias hormonales tienen una importancia capital desde el punto de vista médico, social y científico, ya que regulan una amplia gama de funciones del cuerpo humano y pueden tratar numerosas enfermedades o aliviar síntomas. Desde el punto de vista médico, permiten corregir de forma selectiva los desequilibrios hormonales causados por trastornos endocrinos, procesos naturales de envejecimiento o enfermedades. Son esenciales para el tratamiento de enfermedades crónicas como la diabetes mellitus, el hipotiroidismo o la osteoporosis , pero también para el tratamiento de tumores hormonodependientes como el cáncer de mama y de próstata . También desempeñan un papel importante en la medicina reproductiva y ofrecen opciones eficaces a las personas con un deseo insatisfecho de tener hijos. Socialmente, las terapias hormonales contribuyen a mejorar la calidad de vida, sobre todo de las mujeres durante y después de la menopausia, de las personas transexuales en el contexto de la reasignación de sexo y mediante el desarrollo de los anticonceptivos hormonales, que han revolucionado la planificación familiar. Sin embargo, su importancia va más allá de los beneficios individuales, ya que también han desencadenado debates sociales sobre el género, la reproducción y la salud. Desde una perspectiva científica, las terapias hormonales promueven la investigación de las complejas redes endocrinas e impulsan la innovación en biotecnología, por ejemplo mediante el desarrollo de hormonas sintéticas o recombinantes. Estos avances no sólo contribuyen a mejorar las opciones de tratamiento, sino que también abren nuevas perspectivas en la medicina personalizada al permitir que las terapias se adapten con mayor precisión a las características genéticas y moleculares del individuo. En conjunto, las terapias hormonales **son una parte indispensable de la medicina moderna, ya que promueven la salud individual, además de impulsar el desarrollo social y científico.**

Parte I: Fundamentos de la terapia hormonal

Bioquímica y fisiología de las hormonas

Las hormonas son mensajeros químicos producidos por células especializadas, generalmente en glándulas endocrinas, y liberados al torrente sanguíneo para influir en células diana distantes. Regulan numerosos procesos fisiológicos, como el crecimiento, el metabolismo, la reproducción y la homeostasis. Bioquímicamente, las hormonas pueden clasificarse en tres clases principales: Hormonas peptídicas, hormonas esteroideas y derivados de aminoácidos. Las hormonas peptídicas, como la insulina y el glucagón, están formadas por cadenas de aminoácidos, mientras que las esteroideas, como el cortisol y los estrógenos, se derivan del colesterol. Los derivados de aminoácidos, como la adrenalina y la tiroxina, se crean modificando aminoácidos individuales.

Las hormonas se producen en glándulas endocrinas especializadas, como la hipófisis, el tiroides, las glándulas suprarrenales o las glándulas sexuales. Estas glándulas están reguladas por una compleja red de mecanismos de retroalimentación que permiten un control preciso de los niveles hormonales. El hipotálamo desempeña un papel fundamental al influir en la hipófisis y, posteriormente, en las glándulas endocrinas periféricas mediante la liberación o inhibición de hormonas. Por ejemplo, la liberación de hormonas tiroideas está controlada por el eje hipotálamo-hipófisis-tiroides.

Las hormonas actúan a través de receptores específicos en las células diana. Estos receptores son muy específicos para determinadas hormonas y pueden localizarse en la membrana o intracelularmente. Las hormonas hidrosolubles, como las hormonas peptídicas, se unen a los receptores de la superficie celular, ya que no pueden atravesar la membrana celular. Esta unión a receptores activa vías de transducción de señales, normalmente a través de receptores acoplados a proteínas G o tirosina quinasas, que movilizan mensajeros secundarios como el AMPc o el calcio y desencadenan así una cascada de reacciones intracelulares. En cambio, las hormonas lipofílicas, como las esteroideas y las tiroideas, pueden difundirse a través de la membrana celular y unirse a receptores intracelulares. El complejo hormona-receptor penetra en el núcleo celular, donde influye directamente en la expresión génica y desencadena así efectos a largo plazo como la biosíntesis de proteínas.

El efecto hormonal se regula a varios niveles: Además de la síntesis y secreción de hormonas, también intervienen las proteínas transportadoras, la densidad de receptores y la activación o inhibición de las vías de señalización descendentes. La homeostasis se garantiza mediante circuitos de retroalimentación negativa, como la inhibición de las hormonas hipotalámicas por los niveles hormonales periféricos. La retroalimentación positiva es menos frecuente, pero se produce, por ejemplo, durante la ovulación o el parto.

En resumen, las hormonas son reguladores esenciales del organismo cuya función se basa en una bioquímica precisa, una regulación fisiológica compleja y mecanismos específicos de transducción de señales. Esta interacción permite la adaptación a condiciones internas y externas cambiantes y constituye la base del control hormonal de las diversas funciones del organismo.

Diagnóstico de los trastornos hormonales

El diagnóstico de los trastornos hormonales es una parte esencial de la medicina endocrinológica actual, ya que los desequilibrios hormonales pueden causar diversos síntomas y enfermedades. El diagnóstico incluye mediciones bioquímicas, procedimientos de diagnóstico por imagen y análisis genéticos para identificar las causas subyacentes y determinar la terapia óptima.

Métodos de medición hormonal

El método central para diagnosticar trastornos hormonales es la determinación de los niveles hormonales en diversos fluidos corporales.

Análisis de sangre

Los análisis de sangre son el método más utilizado para diagnosticar trastornos hormonales, ya que permiten cuantificar de forma precisa y fiable las concentraciones hormonales. Ofrecen diversas aplicaciones para evaluar los niveles hormonales basales, así como su regulación y capacidad de respuesta a estímulos externos. Las hormonas tiroideas como la triyodotironina (T3), la tiroxina (T4) y la hormona estimulante del tiroides (TSH) se miden rutinariamente para evaluar la función tiroidea. Los niveles elevados o disminuidos de estas hormonas proporcionan información sobre enfermedades como el hipotiroidismo o el hipertiroidismo y sus posibles causas, como las enfermedades autoinmunes o la deficiencia de yodo. Las hormonas sexuales, como los estrógenos, la testosterona y la progesterona, también se analizan con frecuencia, sobre todo en casos de infertilidad, trastornos del ciclo, problemas de pubertad o terapias hormonales. Sus niveles permiten un diagnóstico diferenciado de los trastornos de la función gonadal, los desequilibrios hormonales durante la menopausia o el hipogonadismo.

La medición de hormonas suprarrenales como el cortisol y la aldosterona es fundamental para el diagnóstico de enfermedades como el síndrome de Cushing, la insuficiencia suprarrenal o el síndrome de Conn. Los niveles de cortisol pueden comprobarse como parte de una prueba de inhibición con dexametasona o una prueba de estimulación con ACTH para evaluar la función del eje hipotálamo-hipófisis-suprarrenal. La aldosterona suele medirse en combinación con la renina para evaluar el sistema renina-angiotensina-aldosterona, especialmente en casos de hipertensión o alteraciones electrolíticas.

Las hormonas pancreáticas, como la insulina y el glucagón, también se tienen en cuenta en el análisis hormonal. Los niveles de insulina son esenciales para el diagnóstico y seguimiento de la diabetes mellitus o la resistencia a la insulina, mientras que el glucagón es relevante en la evaluación de estados hipoglucémicos o tumores pancreáticos. Los análisis de sangre no sólo permiten medir los niveles hormonales absolutos, sino también investigar los procesos dinámicos registrando la reacción del sistema endocrino a estímulos o inhibiciones específicos. Las pruebas de estimulación, como la prueba de estimulación con ACTH o la prueba de tolerancia a la glucosa, y las pruebas de supresión, como la prueba de inhibición con dexametasona, proporcionan indicios decisivos de disfunciones en los complejos circuitos de control hormonal. Estos procedimientos proporcionan una base precisa para el diagnóstico y la planificación de terapias individualizadas.

Pruebas de saliva

Los análisis de saliva desempeñan un papel cada vez más importante en el seguimiento y ajuste de las terapias hormonales, ya que proporcionan un método preciso y no invasivo para determinar los niveles de hormonas libres biológicamente activas. A diferencia de los análisis de suero, en los que gran parte de las hormonas están ligadas a proteínas transportadoras y, por tanto, no reflejan directamente la fracción bioactiva, el análisis de saliva permite medir directamente las hormonas que son realmente activas en los tejidos diana. Esto la hace especialmente valiosa para ajustar las terapias hormonales.

Un campo de aplicación clave de las pruebas salivales es el tratamiento de hormonas sexuales como el estrógeno , la progesterona y la testosterona , por ejemplo en mujeres menopáusicas o en hombres con deficiencia de testosterona. La medición de las hormonas salivales permite controlar los efectos de las hormonas administradas sobre los niveles biodisponibles en el organismo. Esto permite evitar las sobredosis y minimizar los efectos secundarios. También garantiza que la dosis sea suficiente para lograr efectos terapéuticos sin sobrecargar innecesariamente el equilibrio hormonal.

El análisis de saliva también ha demostrado su utilidad en el tratamiento con hormonas suprarrenales , como el cortisol o la DHEA. Es especialmente importante controlar regularmente el efecto de las hormonas sustituidas en pacientes con insuficiencia suprarrenal o estrés crónico. Los análisis de saliva ofrecen la posibilidad de cartografiar las fluctuaciones circadianas y desarrollar así una estrategia de dosificación individualizada basada en los ritmos hormonales naturales. Este ajuste preciso es crucial para evitar tanto un aporte insuficiente como una sobredosis, lo que podría acarrear importantes problemas de salud a largo plazo.

Otra ventaja de las pruebas de saliva para terapias hormonales es la posibilidad de autoadministración. Los pacientes pueden tomar las muestras cómodamente en casa, lo que aumenta significativamente la aceptación y el cumplimiento. Esto es especialmente importante en las terapias a largo plazo, en las que se requieren controles periódicos. La facilidad de uso y la posibilidad de tomar muestras en diferentes momentos del día permiten un seguimiento exhaustivo y detallado, que sería difícil de realizar en entornos clínicos con muestras de sangre.

Los análisis de saliva también contribuyen a optimizar la medicina personalizada, ya que permiten a los médicos adaptar el tratamiento a las necesidades individuales del paciente. Esto es especialmente relevante en el caso de trastornos hormonales complejos, en los que las dosis estándar suelen ser insuficientes o pueden causar efectos indeseables. Mediante el control periódico de los niveles de hormonas libres en la saliva, los planes de tratamiento pueden adaptarse dinámicamente para lograr el mejor éxito terapéutico posible.

Análisis de orina

La prueba de recogida de orina de 24 horas es un método establecido para evaluar la excreción hormonal y proporciona una valiosa información diagnóstica, en particular para las hormonas esteroideas como el cortisol o las catecolaminas . A diferencia de las mediciones selectivas en sangre o saliva, este método permite un registro integrador de la actividad hormonal durante un periodo de tiempo más largo. Esto permite compensar las fluctuaciones en el nivel hormonal causadas por el ritmo circadiano o las reacciones de estrés agudo, lo que permite una evaluación más completa del estado hormonal.

La prueba de recogida de orina de 24 horas desempeña un papel fundamental en el análisis de hormonas esteroideas como el cortisol, sobre todo en el diagnóstico de enfermedades como el síndrome de Cushing o la insuficiencia suprarrenal. Midiendo la cantidad total de cortisol libre excretado en la orina a lo largo del día, pueden obtenerse indicios de hiper o hipofunción de las glándulas suprarrenales. Este método es especialmente útil para identificar trastornos sutiles que podrían pasar desapercibidos con una sola muestra de sangre o saliva.

La muestra de recogida de orina de 24 horas también es una herramienta de diagnóstico crucial a la hora de analizar catecolaminas como la adrenalina, la noradrenalina y sus metabolitos, por ejemplo el ácido vanilmandélico. Estas hormonas, que desempeñan un papel importante en la respuesta al estrés y la regulación del sistema cardiovascular, se liberan de forma episódica, lo que dificulta la interpretación de las mediciones individuales. La recogida durante 24 horas permite promediar estas fluctuaciones y obtener una imagen más precisa de la actividad catecolaminérgica. Esto es especialmente importante en el diagnóstico de tumores como los feocromocitomas, que provocan una producción excesiva de estas hormonas.

La muestra de recogida de orina de 24 horas también presenta ventajas en la evaluación del efecto y el seguimiento de las terapias hormonales. Ofrece la oportunidad de controlar el efecto de las hormonas administradas o de sus precursores durante un periodo de tiempo más largo. Especialmente en pacientes tratados con hormonas esteroideas o sustancias similares a las catecolaminas, este método puede ayudar a optimizar la terapia y evitar efectos secundarios indeseables debidos a una dosificación excesiva o insuficiente.

Aunque el método se considera fiable e informativo, no está exento de dificultades. La recogida correcta de orina durante 24 horas requiere un alto nivel de cumplimiento por parte del paciente. Una toma de muestras incorrecta o incompleta puede falsear los resultados. No obstante, este método sigue siendo una importante herramienta diagnóstica, especialmente en endocrinología, ya que proporciona una visión completa de la actividad hormonal del organismo.

Imágenes

Las técnicas de imagen como la ecografía, la tomografía computarizada (TC), la resonancia magnética (RM) y la gammagrafía son herramientas diagnósticas clave para detectar anomalías estructurales en los órganos productores de hormonas. Estos métodos complementan los análisis bioquímicos y permiten localizar y caracterizar con precisión las alteraciones que pueden causar desequilibrios hormonales, como tumores u otros procesos patológicos.

La ecografía se utiliza a menudo como prueba de primera línea, en particular cuando se examina la glándula tiroides. Ofrece una forma no invasiva y sin radiación de evaluar el tamaño, la estructura y los posibles nódulos de la glándula tiroides. Con los dispositivos modernos de alta resolución, incluso las lesiones pequeñas pueden detectarse y evaluarse por sus propiedades ecogénicas, que pueden indicar si son benignas o malignas. Además, la ecografía Doppler puede utilizarse para analizar el flujo sanguíneo hacia los nódulos tiroideos u otros tejidos sospechosos.

La tomografía computarizada (TC) desempeña un papel importante en la evaluación de los órganos productores de hormonas, como las glándulas suprarrenales. Proporciona imágenes transversales detalladas que resultan útiles para identificar tumores, quistes u otras alteraciones. La TC es especialmente útil en la evaluación de adenomas o carcinomas suprarrenales, ya que puede representar con precisión el tamaño, la densidad y las características morfológicas de las lesiones. También se utiliza con frecuencia en el diagnóstico por etapas de tumores para identificar posibles metástasis.

La resonancia magnética (RM) es otro procedimiento altamente especializado que ha demostrado ser especialmente útil para examinar la hipófisis . Dado que la hipófisis es un órgano productor de hormonas pequeño pero extremadamente importante situado en el cráneo, la RM, con su excelente imagen de los tejidos blandos, ofrece la posibilidad de visualizar microadenomas u otras anomalías estructurales asociadas a disfunciones hormonales como la acromegalia, la enfermedad de Cushing o la prolactina omene. En comparación con la TC, la RM tiene la ventaja de que no requiere radiación ionizante, lo que la hace adecuada para exámenes repetidos.

La **gammagrafía** es un procedimiento de imagen funcional que se utiliza principalmente en endocrinología. En la glándula tiroides se utiliza para identificar los denominados nódulos "calientes" o "fríos", lo que resulta crucial para diferenciar entre lesiones benignas y potencialmente malignas. En el diagnóstico de la glándula suprarrenal, la gammagrafía permite localizar tumores funcionales como los feocromocitomas o los adenomas hormonoactivos. Ofrece la ventaja de evaluar no sólo la estructura sino también la función de los órganos, lo que es especialmente importante a la hora de planificar una terapia.

Estos procedimientos de diagnóstico por imagen son componentes indispensables en el diagnóstico de las enfermedades de los órganos productores de hormonas. Proporcionan información detallada sobre la anatomía y la función de estos órganos y permiten así realizar un diagnóstico preciso. Gracias a ellos, se pueden detectar eficazmente anomalías estructurales como tumores, quistes o hiperplasias y sentar las bases para posteriores decisiones terapéuticas.

Síntomas típicos y su interpretación

Los trastornos hormonales suelen manifestarse con síntomas inespecíficos que requieren una evaluación clínica cuidadosa. Ejemplos de síntomas típicos y sus causas hormonales son los siguientes.

Agotamiento y aumento de peso

La fatiga y el aumento de peso suelen ser síntomas inespecíficos, pero pueden indicar trastornos endocrinos graves como hipotiroidismo o insuficiencia suprarrenal . Ambos trastornos se caracterizan por una alteración de la regulación hormonal, que puede tener un impacto significativo en todo el metabolismo , la producción de energía y el bienestar general.

El hipotiroidismo , una glándula tiroides poco activa, es una de las causas más comunes de esta combinación de síntomas. Está causado por una producción reducida de las hormonas tiroideas T3 (triyodotironina) y T4 (tiroxina), que desempeñan un papel central en la regulación del metabolismo energético, la producción de calor y la función de casi todos los sistemas orgánicos. Una deficiencia de estas hormonas provoca una ralentización del metabolismo, que puede manifestarse en forma de aumento de peso , incluso con un consumo de calorías sin cambios o reducido. La fatiga se produce porque el cuerpo dispone de menos energía, lo que perjudica las actividades físicas y mentales. Otros síntomas acompañantes pueden ser sensibilidad al frío , piel seca , caída del cabello , estreñimiento y estados de ánimo depresivos . El diagnóstico de laboratorio se confirma determinando la hormona estimulante del tiroides (TSH) y las hormonas tiroideas libres fT3 y fT4. Un valor elevado de

TSH con fT3 y/o fT4 reducidas simultáneamente indica hipotiroidismo primario, mientras que puede sospecharse una causa central, como un trastorno hipofisario, por otras constelaciones específicas.

La insuficiencia suprarrenal, que puede ser primaria (enfermedad de Addison) o secundaria (relacionada con la hipófisis), es otra posible causa de fatiga y aumento de peso. En esta enfermedad, la producción de cortisol, una importante hormona del estrés de la corteza suprarrenal, es insuficiente. El cortisol interviene de forma significativa en la regulación de los procesos metabólicos, la respuesta inmunitaria y el afrontamiento del estrés. Una deficiencia provoca debilidad física general y fatiga crónica, ya que el cuerpo es incapaz de reaccionar adecuadamente al estrés físico o psicológico. El aumento de peso suele ser consecuencia de procesos secundarios, como una mayor retención de agua debido a los trastornos electrolíticos que la acompañan o una menor movilización de ácidos grasos y glucosa de las reservas energéticas. Además, pueden aparecer síntomas como tensión arterial baja, ansiedad por la sal, hiperpigmentación de la piel y molestias gastrointestinales. El diagnóstico se confirma midiendo el cortisol sérico por la mañana y, si es necesario, mediante una prueba de estimulación con ACTH. Un nivel bajo de cortisol combinado con un nivel elevado de ACTH indica insuficiencia suprarrenal primaria, mientras que un nivel normal o bajo de ACTH sugiere una causa secundaria.

En este caso es esencial un diagnóstico de laboratorio para identificar la causa subyacente de los síntomas e iniciar una terapia específica. Mientras que el hipotiroidismo suele tratarse con la sustitución de la hormona tiroidea, como la levotiroxina, la insuficiencia suprarrenal requiere la administración de glucocorticoides y, en algunos casos, mineralocorticoides. El diagnóstico y el tratamiento precoces son cruciales para aliviar los síntomas y evitar complicaciones a largo plazo.

Pérdida de peso involuntaria, nerviosismo y palpitaciones

La pérdida de peso no deseada, el nerviosismo y las palpitaciones son síntomas clásicos del hipertiroidismo, una glándula tiroides hiperactiva, en la que hay una producción excesiva de las hormonas tiroideas triyodotironina (T3) y tiroxina (T4). Estas hormonas desempeñan un papel fundamental en la regulación del metabolismo, la función cardiaca y la actividad del sistema nervioso. Un exceso provoca una aceleración de estos procesos, que se manifiesta en los síntomas mencionados.

La pérdida de peso involuntaria se produce a pesar de que la ingesta de alimentos no suele variar o incluso aumenta. Esto se debe al aumento de la actividad metabólica, que conlleva un mayor consumo de energía. El cuerpo quema las reservas de grasa y, a menudo, también la masa muscular para cubrir la mayor necesidad de energía. Además, aumenta la termogénesis, lo que contribuye a una mayor producción de calor y a una mayor quema de calorías.

El nerviosismo y la inquietud interior son el resultado de la sobreestimulación del sistema nervioso simpático por las hormonas tiroideas. Los afectados suelen manifestar una mayor irritabilidad, trastornos del sueño y una incapacidad general para relajarse. Estos síntomas pueden tener un impacto significativo en la calidad de vida y son a menudo la razón por la que los pacientes buscan consejo médico.

Las palpitaciones cardíacas, conocidas médicamente como taquicardias, están causadas por el efecto directo de las hormonas tiroideas sobre el sistema cardiovascular. Aumentan la frecuencia cardiaca, incrementan la contractilidad del músculo cardiaco y pueden provocar arritmias cardiacas como la fibrilación auricular. Estos efectos aumentan las necesidades de oxígeno y energía del corazón y pueden provocar insuficiencia cardiaca a largo plazo si no se trata el hipertiroidismo.

El diagnóstico de laboratorio se confirma midiendo las hormonas tiroideas T3 y T4, así como la hormona estimulante del tiroides (TSH). El hipertiroidismo se caracteriza por niveles elevados de T3 y T4 en combinación con un valor suprimido de TSH. Se trata de una expresión de retroalimentación negativa: los elevados niveles hormonales suprimen la liberación de TSH por parte de la hipófisis. Para aclarar aún más la causa, puede ser útil la determinación de autoanticuerpos tiroideos, como los TRAK (anticuerpos del receptor de TSH). Estos suelen estar elevados en la enfermedad de Graves, la causa más frecuente de hipertiroidismo. En caso de nódulos tiroideos o adenomas autónomos, una gammagrafía de la glándula tiroides puede aportar información adicional.

El tratamiento del hipertiroidismo depende de la causa subyacente. Las opciones incluyen medicación para inhibir la síntesis de la hormona tiroidea mediante fármacos tireostáticos como el tiamazol o el propiltiouracilo, terapia con yodo radiactivo o extirpación quirúrgica de la glándula tiroides. Las medidas sintomáticas, como la administración de betabloqueantes, pueden ayudar a controlar la frecuencia cardiaca y aliviar los síntomas nerviosos. El diagnóstico y el tratamiento precoces son cruciales para aliviar los síntomas y evitar complicaciones graves como una crisis tirotóxica.

Trastornos menstruales e infertilidad

Las irregularidades menstruales y la infertilidad son problemas frecuentes causados a menudo por una desregulación de las hormonas sexuales. Estas hormonas, en particular los estrógenos, la progesterona, la hormona luteinizante (LH) y la hormona foliculoestimulante (FSH), son esenciales para el ciclo femenino y la capacidad reproductora. Una alteración del equilibrio hormonal puede perjudicar considerablemente el funcionamiento normal de los ovarios y la regulación del ciclo menstrual.

Una desregulación de las hormonas sexuales puede manifestarse de diversas maneras. La falta de estrógenos y progesterona puede dar lugar a hemorragias menstruales irregulares o inexistentes. En cambio, una producción excesiva de estrógenos, a menudo acompañada de una falta de progesterona, puede provocar hemorragias excesivamente abundantes o prolongadas. Los trastornos en la secreción de LH y FSH, que son liberadas por la hipófisis, pueden impedir o retrasar la ovulación, lo que limita gravemente la fertilidad.

Un síndrome frecuente asociado a irregularidades menstruales e infertilidad es el síndrome de ovario poliquístico (SOP). El SOP es un trastorno endocrino complejo caracterizado por una sobreproducción de andrógenos (hormonas masculinas), resistencia a la insulina y alteración de la maduración de los folículos en los ovarios. Los síntomas típicos incluyen ciclos menstruales irregulares o ausentes, ciclos anovulatorios (falta de ovulación), aumento de peso, acné y aumento del vello corporal (hirsutismo). La disfunción ovárica conduce a una acumulación de folículos inmaduros en los ovarios, que son visibles en la ecografía como los llamados "quistes".

El diagnóstico de los trastornos menstruales y la infertilidad comienza con una historia clínica detallada y un examen físico, seguidos de un análisis diagnóstico de laboratorio de los niveles hormonales pertinentes. Esto incluye la determinación de estrógenos, progesterona, LH, FSH, prolactina y andrógenos como la testosterona, así como las hormonas tiroideas TSH y fT4, ya que la disfunción tiroidea también puede causar síntomas similares. Un cociente LH/FSH elevado puede indicar SOP, mientras que unos niveles elevados de prolactina pueden indicar hiperprolactinemia como causa de trastornos del ciclo. La resistencia a la insulina, que suele estar presente en el SOP, se detecta midiendo los niveles de insulina y glucosa en ayunas o mediante una prueba de tolerancia oral a la glucosa.

Además del diagnóstico de laboratorio, el diagnóstico por imagen, en particular la ecografía transvaginal, proporciona información importante. Puede evaluar la estructura de los ovarios e identificar características típicas del SOP, como ovarios agrandados con múltiples quistes pequeños. Si se sospechan otras anomalías estructurales, como fibromas uterinos o endometriosis, puede ser necesario realizar un diagnóstico por imagen avanzado o una laparoscopia diagnóstica.

El tratamiento depende de la causa subyacente y de las necesidades individuales del paciente. En el caso del SOP, los cambios en el estilo de vida, como la reducción de peso y la actividad física regular, son el objetivo principal, ya que pueden mejorar la resistencia a la insulina y el estado hormonal. Las opciones de medicación incluyen la administración de metformina para mejorar la resistencia a la insulina y el uso de inductores de la ovulación como el clomifeno o el letrozol para promover la ovulación. Para las mujeres que no están intentando concebir, la anticoncepción hormonal con anticonceptivos orales combinados puede ayudar a regular el ciclo y aliviar los síntomas del hiperandrogenismo.

En los casos causados por otras desregulaciones hormonales, se requiere una terapia específica, como la sustitución hormonal para el hipogonadismo o la inhibición farmacológica de la secreción de prolactina para la hiperprolactinemia. Un diagnóstico cuidadoso y una terapia personalizada son cruciales para aliviar los síntomas y restaurar la fertilidad, si se desea.

Fracturas óseas y debilidad muscular

Las fracturas óseas y la debilidad muscular pueden indicar trastornos hormonales que afectan al metabolismo óseo y a la fuerza muscular. Las causas más frecuentes son la osteoporosis hormonal debida a la carencia de estrógenos, sobre todo durante la menopausia, y el hiperparatiroidismo, que se caracteriza por una producción excesiva de hormona paratiroidea (PTH).

La osteoporosis hormonal se desarrolla a menudo como resultado de la deficiencia de estrógenos, como ocurre durante la menopausia. Los estrógenos desempeñan un papel fundamental en el metabolismo óseo, ya que inhiben la degradación del tejido óseo por los osteoclastos y favorecen la formación de hueso nuevo por los osteoblastos. La falta de estrógenos provoca un desequilibrio entre la resorción y la formación ósea, predominando la resorción. La consiguiente disminución de la densidad ósea aumenta el riesgo de fracturas, sobre todo en la columna vertebral, las caderas y las muñecas. Clínicamente, esto suele manifestarse en forma de fracturas espontáneas o pequeños traumatismos. A menudo va acompañada de debilidad muscular, ya que la carencia de estrógenos también puede tener un impacto negativo en el metabolismo muscular, lo que aumenta aún más el riesgo de caídas y, por tanto, el riesgo de fracturas.

El hiperparatiroidismo, una glándula paratiroides hiperactiva, es otra causa importante de fracturas óseas y debilidad muscular. Esta enfermedad provoca una secreción excesiva de hormona paratiroidea, que regula los niveles de calcio en la sangre. Los niveles crónicamente elevados de PTH promueven la descomposición del tejido óseo para liberar el calcio de los huesos a la sangre. Esto provoca una reducción de la densidad ósea y un debilitamiento de la estructura ósea, lo que favorece las fracturas. Además, la alteración del metabolismo del calcio puede provocar debilidad muscular, ya que el calcio es esencial para la contracción muscular. Los pacientes con hiperparatiroidismo suelen quejarse de debilidad muscular generalizada, fatiga y dolor óseo difuso.

El diagnóstico de estas enfermedades requiere un cuidadoso análisis de laboratorio y pruebas de imagen. Si se sospecha osteoporosis hormonal, la densidad ósea se mide mediante absorciometría dual de rayos X (DXA). Además, deben comprobarse los niveles séricos de calcio, vitamina D y hormona paratiroidea para descartar una osteoporosis secundaria debida a una deficiencia de vitamina D o a hiperparatiroidismo, por ejemplo. Puede detectarse una carencia de estrógenos mediante la determinación de las hormonas sexuales, como el estradiol y la FSH, especialmente en mujeres posmenopáusicas.

En caso de hiperparatiroidismo, son característicos los niveles elevados de calcio sérico y de PTH. Para identificar una glándula paratiroides agrandada o adenomatosa puede ser necesario realizar pruebas de imagen, como una ecografía o una gammagrafía de las glándulas paratiroides. En casos avanzados, las radiografías pueden mostrar cambios osteolíticos típicos, los llamados "tumores marrones".

La terapia depende de la causa subyacente. En el caso de la osteoporosis hormonal, el objetivo es prevenir y tratar la pérdida de masa ósea. Esto puede conseguirse mediante una terapia hormonal sustitutiva con estrógenos o moduladores selectivos de los receptores estrogénicos (SERM). Además, a menudo se utilizan bifosfonatos o denosumab para inhibir la actividad de los osteoclastos. Es esencial un aporte adecuado de calcio y vitamina D. La actividad física regular, especialmente el entrenamiento de fuerza, puede ralentizar la pérdida ósea y mejorar la función muscular.

El hiperparatiroidismo suele tratarse quirúrgicamente, sobre todo en los casos de enfermedad primaria causada por un adenoma paratiroideo. En los casos leves o si la cirugía no es posible, pueden utilizarse medidas conservadoras como la optimización del equilibrio de vitamina

D y calcio y la administración de calcimiméticos para reducir el nivel de PTH.

Hipertensión arterial y trastornos electrolíticos

La hipertensión arterial y los desequilibrios electrolíticos son síntomas frecuentes que pueden indicar trastornos endocrinos como el exceso de aldosterona (síndrome de Conn) o la sobreproducción de cortisol (síndrome de Cushing). Ambos trastornos afectan a la regulación hormonal del equilibrio de líquidos y electrolitos y tienen profundos efectos en el sistema cardiovascular.

El síndrome de Conn, también conocido como hiperaldosteronismo primario, se caracteriza por una producción excesiva de la hormona aldosterona en la corteza suprarrenal. La aldosterona favorece la reabsorción de sodio y agua, así como la excreción de potasio en los riñones. Un exceso conduce a un aumento de la retención de sodio y agua, lo que provoca hipertensión (tensión arterial alta). Al mismo tiempo, se excreta más potasio, lo que provoca hipopotasemia. Esta alteración electrolítica puede provocar síntomas como debilidad muscular, fatiga, arritmia cardiaca y, en casos graves, alcalosis metabólica. La hipertensión en el síndrome de Conn suele ser resistente al tratamiento y se produce a una edad temprana, lo que debe hacer sospechar de esta causa.

El diagnóstico del síndrome de Conn incluye la medición del cociente aldosterona-renina (ARQ), ya que un ARQ elevado es característico de esta enfermedad. Otras pruebas, como la prueba de carga salina o la determinación del potasio sérico, pueden confirmar el diagnóstico. Los procedimientos de diagnóstico por imagen, como la tomografía computarizada (TC) o la resonancia magnética (RM) de las glándulas suprarrenales, se utilizan para identificar adenomas o hiperplasia. El cateterismo venoso suprarrenal selectivo puede ser necesario para diferenciar entre la producción unilateral y bilateral de aldosterona.

El síndrome de Cushing se caracteriza por una producción excesiva de cortisol, causada bien de forma endógena, por ejemplo por un adenoma suprarrenal o una enfermedad hipofisaria (enfermedad de Cushing), bien de forma exógena, por ejemplo por el uso prolongado de glucocorticoides. El cortisol tiene un efecto mineralocorticoide y también puede provocar hipertensión arterial al aumentar el efecto de la aldosterona en el sistema renina-angiotensina-aldosterona. Además, el cortisol influye en el metabolismo de la glucosa y las proteínas, lo que puede provocar otros síntomas como aumento de peso, distribución central de la grasa, debilidad muscular y afecciones metabólicas diabéticas. En este caso también se producen trastornos electrolíticos como la hipopotasemia debido al aumento de la excreción de potasio.

El diagnóstico del síndrome de Cushing incluye la medición del cortisol sérico matinal, el cortisol libre en la recogida de orina de 24 horas y la prueba de inhibición con dexametasona. Un nivel elevado de cortisol a pesar de la prueba de inhibición habla a favor del síndrome de

Cushing endógeno . Para localizar la causa, se realizan pruebas adicionales como mediciones de ACTH, una prueba de estimulación con CRH o procedimientos de diagnóstico por imagen como la IRM de la hipófisis o la TC de las glándulas suprarrenales.

El tratamiento de estos trastornos depende de la causa subyacente. En el síndrome de Conn , se suele extirpar quirúrgicamente un adenoma, mientras que en el caso de la hiperplasia bilateral se utilizan tratamientos farmacológicos, por ejemplo con antagonistas de la aldosterona como la espironolactona o la eplerenona. En el síndrome de Cushing, la extirpación quirúrgica del tumor productor de hormonas, por ejemplo una lesión de la corteza suprarrenal o un adenoma hipofisario, es la principal opción terapéutica. En el caso del síndrome de Cushing exógeno, es necesario reducir gradualmente la dosis de glucocorticoides.

El diagnóstico y el tratamiento precoces son cruciales, ya que la hipertensión arterial y los desequilibrios electrolíticos no tratados pueden causar complicaciones graves como enfermedades cardiovasculares, daño renal y descarrilamiento metabólico. A menudo es necesaria la colaboración interdisciplinar entre endocrinología, nefrología y cardiología para garantizar la mejor atención a los pacientes.

Papel de la genética y los factores epigenéticos

Los factores genéticos desempeñan un papel importante en los trastornos hormonales. Las mutaciones o polimorfismos en los genes responsables de la producción, el metabolismo o los receptores hormonales pueden dar lugar a trastornos endocrinos. Ejemplos de ello son

Enfermedades monogénicas

Las enfermedades monogénicas, causadas por mutaciones en genes específicos, pueden desencadenar trastornos hormonales raros pero graves. Dos ejemplos bien estudiados son **el síndrome de neoplasia endocrina múltiple (MEN)** y el **síndrome adrenogenital (AGS)**. Ambas enfermedades muestran cómo un único cambio genético puede tener profundos efectos sobre el equilibrio hormonal y la función de los órganos endocrinos.

El síndrome de neoplasia endocrina múltiple (MEN) comprende un grupo de enfermedades genéticas causadas por mutaciones en el gen RET (MEN tipo 2) o, más raramente, en el gen MEN1 (MEN tipo 1). El MEN se caracteriza por el desarrollo simultáneo o sucesivo de tumores en varios órganos productores de hormonas. En el MEN tipo 2, causado por una mutación activadora del protooncogén RET, suelen aparecer carcinomas medulares de tiroides, feocromocitomas e hiperplasia paratiroidea. Los carcinomas medulares de tiroides suelen producir calcitonina, que se utiliza con fines diagnósticos. En el feocromocitoma, la producción excesiva de catecolaminas puede provocar hipertensión arterial y otros síntomas cardiovasculares. El MEN tipo 1, causado por una mutación en el gen MEN1, suele provocar tumores en la hipófisis, las glándulas paratiroides y el páncreas. Las manifestaciones clínicas van desde la hipercalcemia debida al hiperparatiroidismo primario hasta los tumores productores de hormonas, como los insulinomas productores de insulina o los gastrinomas productores de gastrina.

El síndrome adrenogenital (AGS) es un grupo de trastornos autosómicos recesivos causados por mutaciones en genes que codifican enzimas implicadas en la síntesis de esteroides en la corteza suprarrenal. La forma más común de AGS es el resultado de una mutación en el gen CYP21A2, que codifica la 21-hidroxilasa. Este defecto enzimático conduce a una reducción de los niveles de cortisol y aldosterona y a un aumento compensatorio de ACTH, lo que provoca una sobreproducción de esteroides precursores, en particular andrógenos. Clínicamente, la forma clásica del SGA suele manifestarse en recién nacidos con crisis de pérdida de sal, pseudohiperandrogenismo o desarrollo genital anormal en pacientes femeninas. En la forma no clásica, más leve, los síntomas como el hirsutismo, los trastornos del ciclo o la infertilidad sólo pueden aparecer más tarde en la vida.

El diagnóstico de los trastornos hormonales monogénicos implica una combinación de observaciones clínicas, pruebas bioquímicas y análisis genéticos. En el síndrome MEN, la mutación en el gen RET o MEN1 se detecta mediante pruebas genéticas, que también permiten identificar precozmente a los portadores asintomáticos.

Los exámenes de cribado periódicos, como la medición de la calcitonina o la obtención de imágenes de las glándulas suprarrenales y paratiroides, son esenciales para detectar los tumores en una fase temprana. En el AGS, el diagnóstico se realiza mediante la medición de 17-hidroxiprogesterona en el suero, complementada con pruebas genéticas para identificar el defecto enzimático específico.

La terapia depende de la enfermedad específica. En el síndrome MEN, la extirpación quirúrgica de los tumores afectados es la medida de tratamiento más importante. La tiroidectomía profiláctica se recomienda a menudo para el MEN tipo 2 con el fin de prevenir el carcinoma medular de tiroides. En el SGA, es necesaria la sustitución de por vida de los glucocorticoides para suprimir la sobreproducción de ACTH y controlar el exceso de andrógenos. En la forma clásica, también es necesaria la sustitución con mineralocorticoides para compensar la pérdida de sal.

El diagnóstico y el tratamiento precoces son cruciales para prevenir complicaciones y mejorar la calidad de vida de los afectados. Las pruebas genéticas también ofrecen la oportunidad de examinar a los familiares, ofrecer asesoramiento genético e iniciar medidas preventivas. Enfermedades monogénicas como MEN y AGS subrayan la importancia del diagnóstico genético en endocrinología y medicina personalizada.

Influencias poligénicas

Las influencias poligénicas desempeñan un papel central en el desarrollo de enfermedades hormonales comunes como la diabetes mellitus de tipo 2 y los trastornos tiroideos. Estas enfermedades son multifactoriales y el resultado de una compleja interacción de predisposiciones genéticas y factores ambientales. A diferencia de las enfermedades monogénicas, en las que una mutación en un único gen desencadena la enfermedad, las enfermedades poligénicas se basan en la participación de muchas variantes genéticas, cada una de las cuales tiene un efecto pequeño sobre el riesgo de padecer la enfermedad, pero en combinación con otros factores puede aumentar significativamente la probabilidad de desarrollarla.

Las influencias poligénicas están particularmente bien documentadas en la **diabetes mellitus de tipo 2**. Las variantes genéticas en genes como TCF7L2, FTO, PPARG y KCNJ11 contribuyen al aumento del riesgo al influir en procesos como la secreción de insulina, la resistencia a la insulina y el metabolismo de la glucosa . Sin embargo, la predisposición genética sólo explica una parte del riesgo, ya que factores ambientales como una dieta poco saludable, la falta de ejercicio, la obesidad y el estrés crónico también contribuyen de forma significativa. La interacción entre los factores genéticos y las condiciones ambientales significa que la enfermedad a menudo sólo se manifiesta más tarde en la vida, cuando los efectos acumulativos de los factores de riesgo superan un umbral. Enfoques modernos como los estudios de asociación de genoma completo (GWAS) han identificado numerosas variantes genéticas asociadas a la diabetes de tipo 2. Estos hallazgos permiten una medicina personalizada en la que los pacientes pueden elegir entre una amplia gama de factores de riesgo. Estos hallazgos hacen posible una medicina personalizada en la que los perfiles de riesgo genético pueden utilizarse para estrategias preventivas y decisiones terapéuticas.

Las enfermedades tiroideas, como **la tiroiditis autoinmune de Hashimoto o la enfermedad de Graves**, también se caracterizan con frecuencia por influencias poligénicas. Las variantes genéticas en genes de regulación inmunitaria, como HLA-DR3, PTPN22 y CTLA4, aumentan la susceptibilidad a estas enfermedades autoinmunitarias. Provocan una desregulación del sistema inmunitario, que causa inflamación y destrucción del tejido tiroideo (en la enfermedad de Hashimoto) o sobreproducción de hormonas tiroideas (en la enfermedad de Graves). Factores ambientales como la carencia o el exceso de yodo, el tabaquismo, el estrés y las infecciones pueden actuar como desencadenantes o intensificadores de estos procesos. Las mujeres se ven afectadas con mucha más frecuencia que los hombres debido a influencias hormonales y predisposiciones genéticas.

El diagnóstico de enfermedades con influencias poligénicas combina enfoques clínicos, bioquímicos y genéticos. En el caso de la diabetes de tipo 2 , esto incluye la medición de los niveles de glucosa en sangre y de

HbA1c, así como el registro del perfil de riesgo individual basado en los antecedentes médicos, el peso corporal y los factores relacionados con el estilo de vida. En el caso de las enfermedades tiroideas, se determina la función tiroidea (TSH, fT3, fT4) y los autoanticuerpos específicos (por ejemplo, TPO-AK, TRAK) para identificar procesos autoinmunes en . Las pruebas genéticas pueden ser útiles en la investigación o para cuestiones específicas, como la evaluación del riesgo en caso de antecedentes familiares.

Los enfoques terapéuticos tienen en cuenta tanto la predisposición genética como los factores ambientales modificables. En el caso de la diabetes de tipo 2, los cambios en el estilo de vida, como una dieta equilibrada, la actividad física regular y la reducción de peso, son el objetivo principal. Los tratamientos farmacológicos, como la metformina o los inhibidores de SGLT2 , se complementan en función de la situación metabólica individual. En el caso de los trastornos tiroideos, los tratamientos se dirigen a normalizar la función tiroidea, por ejemplo sustituyendo la L-tiroxina por Hashimoto o tireostáticos y, en casos graves, medidas quirúrgicas para la enfermedad de Graves .

En resumen, las influencias poligénicas demuestran que muchas enfermedades hormonales no son atribuibles a mutaciones genéticas individuales, sino que están causadas por la interacción de numerosos factores genéticos y ambientales. Estos hallazgos hacen posible un enfoque holístico de la prevención y la terapia que tenga en cuenta por igual las predisposiciones genéticas y los factores relacionados con el estilo de vida. Los avances en genómica y medicina personalizada ofrecen la posibilidad de mejorar aún más el tratamiento de las enfermedades en el futuro.

Factores epigenéticos

Los factores epigenéticos, como la metilación del ADN, las modificaciones de las histonas y el efecto de los ARN no codificantes, desempeñan un papel decisivo en la regulación de los genes relevantes para las hormonas y, por tanto, en el desarrollo y la función del sistema endocrino. Estas modificaciones influyen en si los genes se expresan y cómo lo hacen sin alterar la secuencia de ADN subyacente. Dado que los patrones epigenéticos pueden verse influidos por factores ambientales como la dieta, el estrés, las toxinas o incluso el estilo de vida, representan una interfaz entre la genética y el medio ambiente, especialmente importante en los trastornos hormonales de aparición tardía, como la resistencia a la insulina o los cánceres hormonodependientes

La metilación del ADN es una forma común de regulación epigenética en la que los grupos metilo se unen a las bases del ADN, en particular a la citosina dentro de las islas CpG. Esta modificación suele conducir a una regulación a la baja de la expresión génica. En genes relevantes para las hormonas, una metilación desviada puede tener consecuencias de gran alcance. Por ejemplo, una región promotora hipermetilada en genes reguladores de la insulina, como el gen del receptor de insulina (INSR), puede perjudicar la sensibilidad a la insulina y contribuir así al desarrollo de resistencia a la insulina, precursora de la diabetes de tipo 2. Factores ambientales como una dieta hipercalórica o la falta de ejercicio pueden favorecer estos cambios epigenéticos y aumentar así el riesgo de enfermedades metabólicas.

Las modificaciones de las histonas, como la acetilación, la metilación o la fosforilación, cambian la estructura de las fibras de cromatina e influyen así en la accesibilidad del ADN para la maquinaria de transcripción. Un aumento de la acetilación de las histonas provoca un aflojamiento de la cromatina y favorece la expresión génica, mientras que la metilación de las histonas puede tener un efecto activador o represor, según la posición de la modificación. En los cánceres hormonodependientes, como el de mama o el de próstata, las modificaciones anómalas de las histonas pueden alterar la expresión de genes implicados en el crecimiento y la diferenciación celular. Por ejemplo, los genes supresores de tumores se regulan a la baja, mientras que los oncogenes se activan, lo que favorece el crecimiento tumoral.

Los cambios epigenéticos suelen ser reversibles, lo que los convierte en un objetivo prometedor para la intervención terapéutica. En el tratamiento del cáncer ya se utilizan fármacos como los inhibidores de la metiltransferasa del ADN (por ejemplo, la acacitidina) y los inhibidores de la histona deacetilasa (por ejemplo, el vorinostat) para normalizar los patrones epigenéticos. En el futuro, estos enfoques podrían utilizarse también para otros trastornos hormonales, por ejemplo reactivando genes silenciados en trastornos metabólicos.

Un aspecto clave de las modificaciones epigenéticas es su transferibilidad a generaciones posteriores. Los estudios demuestran que los patrones epigenéticos influidos por factores ambientales pueden heredarse parcialmente durante el desarrollo de las células germinales. Esto significa que la dieta de una persona, su nivel de estrés o su exposición a toxinas podrían influir en la salud de su descendencia. Este mecanismo, conocido como epigenética transgeneracional, podría explicar la creciente prevalencia de trastornos hormonales en las sociedades modernas.

La investigación de los factores epigenéticos abre nuevas perspectivas para la prevención y el tratamiento de los trastornos hormonales. Las intervenciones específicas sobre el estilo de vida, como una dieta equilibrada, la reducción del estrés y la evitación de sustancias tóxicas, podrían influir positivamente en los cambios epigenéticos y reducir el riesgo de enfermedades como la resistencia a la insulina o los cánceres hormonodependientes. En el futuro, los marcadores epigenéticos también podrían servir como herramientas de diagnóstico para evaluar el riesgo individual de ciertos trastornos hormonales y desarrollar enfoques personalizados de prevención o terapia.

Tipos de hormonas en terapia

En la terapia médica, las hormonas se utilizan para equilibrar desequilibrios hormonales, modular procesos fisiológicos o tratar enfermedades específicas. Los tipos de hormonas utilizados en terapia pueden dividirse en distintas categorías, según su estructura química y su función.

Hormonas esteroides

Las hormonas esteroideas se sintetizan a partir del colesterol y se caracterizan por su estructura lipofílica, que les permite atravesar las membranas celulares y unirse intracelularmente a los receptores.

Estrógenos y progesterona

Los estrógenos y la progesterona son hormonas sexuales esenciales que desempeñan un papel fundamental en el organismo femenino y se utilizan en diversos contextos médicos. Se utilizan con frecuencia en la terapia hormonal sustitutiva (THS), en los anticonceptivos orales y en la medicina de la fertilidad para regular los procesos hormonales y tratar determinadas afecciones.

En la **terapia hormonal sustitutiva (THS)** se utilizan estrógenos y progesterona para aliviar los síntomas de la menopausia causados por la disminución natural de la producción hormonal en los ovarios. Los síntomas típicos son sofocos, trastornos del sueño, sequedad vaginal y cambios de humor. Los estrógenos ayudan a reducir estos síntomas equilibrando los niveles hormonales y mitigando los cambios causados por la deficiencia hormonal. A menudo se añade progesterona para minimizar el riesgo de hiperplasia endometrial que puede producir el estrógeno solo. Además, la terapia hormonal sustitutiva tiene un efecto positivo sobre la salud ósea, ya que los estrógenos inhiben la resorción ósea y reducen así el riesgo de osteoporosis y fracturas. A pesar de estos beneficios, la terapia hormonal sustitutiva debe considerarse cuidadosamente, ya que puede asociarse a riesgos como un mayor riesgo de cáncer de mama y trombosis. La elección de los preparados hormonales, las dosis y la duración de la terapia deben adaptarse individualmente a las necesidades de la paciente y a los riesgos para su salud.

Los principales componentes **de los anticonceptivos orales** son los estrógenos y la progesterona, que se utilizan en combinación o como preparados sólo de progestágeno. Los anticonceptivos orales combinados actúan inhibiendo la ovulación, espesando el moco cervical y modificando el revestimiento del útero, lo que dificulta la fecundación y la implantación. Estos preparados no sólo ofrecen una protección fiable contra los embarazos no deseados, sino que también pueden aliviar molestias hormonales como la dismenorrea, el acné o los síntomas premenstruales. Los preparados que sólo contienen progestágenos, como la minipíldora, son una alternativa para las mujeres que no toleran los estrógenos o para las que éstos están contraindicados por motivos de salud, por ejemplo si existe un mayor riesgo de trombosis .

En la medicina de la fertilidad, los estrógenos y la progesterona se utilizan específicamente para regular el ciclo menstrual y preparar el útero para un posible embarazo. Los estrógenos favorecen el desarrollo del revestimiento del útero (endometrio), mientras que la progesterona estabiliza el revestimiento tras la ovulación y lo prepara para la implantación de un óvulo fecundado. En las técnicas de reproducción asistida, como la fecundación in vitro (FIV), la progesterona suele administrarse en la fase lútea para preparar de forma óptima el endometrio para la implantación del embrión y favorecer un embarazo precoz. En mujeres con trastornos hormonales que afectan al ciclo menstrual, la administración de estas hormonas puede aumentar las posibilidades de éxito del embarazo.

Además de estas aplicaciones, los estrógenos y la progesterona también desempeñan un papel en otros ámbitos médicos. Por ejemplo, se utilizan en el tratamiento de enfermedades hormonodependientes como la endometriosis o el síndrome de ovario poliquístico (SOP) para regular los niveles hormonales y aliviar los síntomas.

En general, los estrógenos y la progesterona son hormonas indispensables en ginecología y endocrinología. Sin embargo, su uso polivalente requiere una cuidadosa consideración de los beneficios y los riesgos, ya que pueden tener distintos efectos secundarios o consecuencias a largo plazo según la paciente y la indicación. Los avances de la medicina personalizada permiten adaptar cada vez con mayor precisión las terapias a las necesidades individuales y los perfiles de salud de las mujeres.

Testosterona

La testosterona es la principal hormona sexual masculina que desempeña un papel importante en la salud física y mental de hombres y mujeres. En la práctica médica, la testosterona se utiliza principalmente en el tratamiento del hipogonadismo masculino y en la terapia hormonal sustitutiva para hombres transexuales.

En el **hipogonadismo**, una afección en la que los testículos no producen suficiente testosterona, la falta de esta hormona puede provocar diversos síntomas, como disminución de la masa muscular, reducción de la densidad ósea, pérdida de libido, disfunción eréctil, fatiga y estados de ánimo depresivos. Las causas del hipogonadismo pueden ser primarias (por ejemplo, debido a una insuficiencia testicular) o secundarias (por ejemplo, debido a trastornos del eje hipotalámico-hipofisario). El diagnóstico se realiza mediante la medición de la testosterona total en el suero, complementada con la determinación de LH y FSH , con el fin de diferenciar la causa.

La terapia de reemplazo de testosterona (TRT) es el tratamiento estándar para los hombres con deficiencia de testosterona clínicamente relevante. El objetivo de la terapia es llevar los niveles séricos de testosterona al rango fisiológico normal y aliviar los síntomas de la deficiencia. La testosterona se administra en diversas formas, como geles transdérmicos, parches, inyecciones intramusculares, implantes subcutáneos y preparados orales. La elección del preparado depende de las preferencias individuales del paciente y de la cinética de liberación deseada. La TRT puede aumentar la masa muscular y la fuerza, mejorar la libido y la función sexual, aumentar la densidad ósea y tener efectos positivos sobre el estado de ánimo y los niveles de energía. Sin embargo, es esencial un seguimiento regular, ya que la terapia conlleva riesgos, como un posible aumento del hematocrito, un empeoramiento de la apnea obstructiva del sueño y efectos potencialmente negativos sobre la próstata.

La testosterona es también un componente central de **la terapia hormonal sustitutiva para hombres transexuales**. En este contexto, la testosterona se utiliza para promover el desarrollo de características sexuales secundarias masculinas, como una voz más grave, crecimiento de la barba, aumento del vello corporal e incremento de la masa muscular. Al mismo tiempo, suprime la menstruación y provoca un cambio a largo plazo en la distribución de la grasa corporal hacia un patrón masculino. La terapia se suele llevar a cabo mediante geles transdérmicos o inyecciones intramusculares, en los que la dosis se ajusta individualmente para alcanzar niveles séricos de testosterona en el rango de referencia masculino en . El uso a largo plazo requiere un seguimiento cuidadoso para minimizar posibles efectos secundarios como la dislipidemia, la poliglobulia o los riesgos cardiovasculares.

Además, la testosterona tiene importancia en otros contextos médicos. En los hombres mayores con hipogonadismo relacionado con la edad, a menudo denominado "hipogonadismo de inicio tardío", la TRT es objeto de un controvertido debate. Aunque algunos estudios muestran una mejora de la calidad de vida y de la función física, la seguridad a largo plazo de esta terapia, sobre todo en lo que respecta a los riesgos cardiovasculares y oncológicos, aún no se ha aclarado de forma concluyente.

En resumen, la testosterona es una hormona esencial cuyo uso terapéutico requiere un diagnóstico específico y un seguimiento cuidadoso. Aunque el tratamiento para el hipogonadismo o en la medicina transexual puede ofrecer beneficios significativos, una evaluación individual de los riesgos y beneficios es crucial para optimizar la terapia y minimizar los posibles efectos secundarios. Los avances en endocrinología y medicina personalizada están contribuyendo a mejorar la eficacia y la seguridad del tratamiento con testosterona.

Corticosteroides (por ejemplo, cortisol, prednisona)

Los corticosteroides, como el cortisol y los preparados sintéticos como la prednisona, son potentes hormonas esteroideas, que se utilizan en el tratamiento de numerosas enfermedades inflamatorias y autoinmunes.

Actúan inhibiendo la respuesta inmunitaria y reduciendo los procesos inflamatorios mediante la supresión de la expresión de genes proinflamatorios y la promoción de proteínas antiinflamatorias. Estas propiedades los hacen indispensables en el tratamiento de enfermedades como la artritis reumatoide, el asma, el lupus eritematoso y la enfermedad inflamatoria intestinal. En medicina de trasplantes, los corticosteroides previenen el rechazo de órganos, mientras que en trastornos endocrinológicos como la enfermedad de Addison suplen la falta de producción natural de cortisol. A pesar de su eficacia, su uso prolongado o en dosis elevadas conlleva riesgos como el aumento de peso, la hipertensión, la osteoporosis, la diabetes, la debilidad muscular y la propensión a las infecciones. También pueden producirse cambios psicológicos y la supresión del eje hipotalámico-hipofisario-suprarrenal, por lo que es necesario abandonar progresivamente la terapia. Los corticosteroides sintéticos modernos permiten una aplicación más precisa mediante diferentes potencias y formas de administración, lo que puede reducir los efectos secundarios sistémicos . La investigación busca sustancias más selectivas para optimizar aún más el equilibrio entre eficacia y riesgo de efectos secundarios. Los corticosteroides siguen siendo una terapéutica esencial, pero requieren una cuidadosa adaptación a las necesidades individuales para garantizar el máximo beneficio con el mínimo riesgo.

Hormonas peptídicas

Las hormonas peptídicas están formadas por cadenas de aminoácidos y son hidrosolubles. Se unen a receptores de membrana y activan vías de señalización intracelular.

Insulina

La insulina es una hormona vital que desempeña un papel fundamental en el tratamiento de la diabetes mellitus. Se utiliza para regular los niveles de azúcar en sangre y estabilizar así el equilibrio de glucosa en el organismo. La insulina favorece la absorción de glucosa en las células y reduce la glucemia modulando el almacenamiento de glucosa en el hígado y el metabolismo de grasas y proteínas. En terapia, la insulina se administra en diversas formas que se adaptan a las necesidades individuales del paciente. Las insulinas de acción corta se utilizan antes de las comidas para controlar los picos postprandiales de glucemia, mientras que las insulinas de acción prolongada garantizan un efecto basal constante durante varias horas o a lo largo del día. Las insulinas modernas se basan a menudo en moléculas genéticamente modificadas, idénticas a las humanas, que permiten un control y una dosificación precisos al tiempo que minimizan el riesgo de efectos secundarios , como la hipoglucemia. Estos avances no sólo mejoran el control de la glucemia, sino también la calidad de vida de los pacientes, ya que permiten una terapia más individualizada y flexible . Así pues, la insulina sigue siendo indispensable en el tratamiento de la diabetes de tipo 1 y de las fases avanzadas de la diabetes de tipo 2.

Hormonas del crecimiento (somatropina)

Las hormonas del crecimiento (somatropina) son hormonas peptídicas esenciales que se utilizan en el tratamiento de niños con deficiencia de la hormona del crecimiento y adultos con disfunción hipofisaria. Desempeñan un papel fundamental en la regulación del crecimiento y el metabolismo al favorecer la proliferación, diferenciación y regeneración celular. En los niños con déficit de hormona del crecimiento, la hormona se utiliza para estimular el crecimiento longitudinal y permitir un desarrollo físico normal. En adultos con déficit de hormona del crecimiento debido a una disfunción hipofisaria, se utiliza para mejorar la composición corporal, aumentar la masa muscular y reducir el tejido adiposo. La hormona del crecimiento también favorece la síntesis proteica al promover la síntesis de aminoácidos en proteínas y ayuda a mantener la densidad ósea y a regular el metabolismo energético. Las terapias modernas utilizan hormonas de crecimiento recombinantes, modificadas genéticamente, que son biológicamente idénticas a la hormona humana, lo que permite un tratamiento preciso y eficaz. Sin embargo, su uso requiere un seguimiento cuidadoso, ya que pueden aparecer efectos secundarios como dolor articular, edema o resistencia a la insulina. Las hormonas del crecimiento son una parte indispensable del tratamiento de la deficiencia de la hormona del crecimiento y ofrecen a los pacientes afectados una mejora significativa de su calidad de vida y de su función física.

Glucagón

El glucagón es una hormona vital que se utiliza en medicina de urgencias para tratar las crisis de hipoglucemia. Actúa estimulando la liberación de glucosa de las reservas de glucógeno del hígado, lo que aumenta rápidamente los niveles de glucosa en sangre. El glucagón se une a receptores específicos de las células hepáticas y activa la glucogenólisis, en la que el glucógeno almacenado se convierte en glucosa y se libera a la sangre. Al mismo tiempo, promueve la gluconeogénesis, es decir, la nueva síntesis de glucosa a partir de precursores distintos de los carbohidratos, lo que favorece un aumento sostenido de los niveles de azúcar en sangre. Suele administrarse en forma de inyección intramuscular o subcutánea y es especialmente eficaz en pacientes con hipoglucemia grave que ya no pueden ingerir carbohidratos por vía oral. El glucagón es una opción terapéutica esencial, sobre todo para los diabéticos tratados con insulina, y puede resolver rápidamente afecciones potencialmente mortales. Las formas de dosificación modernas, como las jeringas precargadas o las aplicaciones nasales, facilitan su uso y contribuyen a que el tratamiento sea seguro y eficaz, incluso para los no profesionales.

Eritropoyetina (EPO)

La hormona peptídica eritropoyetina (EPO) se utiliza para tratar la anemia, especialmente en pacientes con insuficiencia renal crónica. La eritropoyetina se produce fisiológicamente en los riñones y desempeña un papel central en la regulación de la eritropoyesis al estimular la formación y maduración de glóbulos rojos en la médula ósea. En la insuficiencia renal crónica, la producción de eritropoyetina suele reducirse, lo que provoca anemia, que se manifiesta en forma de fatiga, debilidad y disminución del rendimiento. La administración terapéutica de eritropoyetina recombinante corrige el déficit hormonal, aumenta la concentración de hemoglobina y mejora el aporte de oxígeno a los tejidos. La eritropoyetina se administra por vía subcutánea o intravenosa y también es útil para otras causas de anemia, como la anemia inducida por la quimioterapia. El tratamiento requiere un seguimiento cuidadoso, ya que un aumento excesivo de la hemoglobina se asocia a un mayor riesgo de tromboembolias e hipertensión. La eritropoyetina es un componente esencial del tratamiento moderno de la anemia y contribuye significativamente a mejorar la calidad de vida de los pacientes afectados.

Hormonas tiroideas

Las hormonas tiroideas , en particular la tiroxina (T4) y la triyodotironina (T3), desempeñan un papel fundamental en el metabolismo .

Levotiroxina (T4 sintética)

La levotiroxina, un análogo sintético de la hormona tiroidea tiroxina (T4), es el medicamento estándar para el tratamiento del hipotiroidismo. Sustituye o complementa la producción inadecuada de hormonas tiroideas y restablece así la función tiroidea normal. Tras su administración oral, la levotiroxina se convierte en el organismo en triyodotironina (T3), la forma biológicamente activa de la hormona que ejerce efectos metabólicos y reguladores en los tejidos diana.

Debido a su larga semivida de unos siete días, la levotiroxina es muy adecuada para garantizar unos niveles hormonales estables en la sangre. La dosis se ajusta individualmente en función de los valores de TSH y del nivel de T4 libre, que se controlan periódicamente para evitar una dosis insuficiente o excesiva. La medicación suele tomarse por la mañana con el estómago vacío, ya que la absorción puede verse afectada por los alimentos o ciertos medicamentos.

Se utiliza principalmente para tratar el hipotiroidismo primario causado por enfermedades como la tiroiditis de Hashimoto o tras la extirpación quirúrgica de la glándula tiroides. También se utiliza para el hipotiroidismo secundario cuando la hipófisis o el hipotálamo están afectados. A la dosis correcta, la levotiroxina normaliza las funciones metabólicas, alivia síntomas como la fatiga, el aumento de peso y la sensibilidad al frío, y mejora significativamente la calidad de vida del paciente.

La terapia se considera segura y bien tolerada, pero requiere un uso prolongado, a menudo de por vida.

Liotironina (T3 sintética)

La liotironina, un análogo sintético de la hormona tiroidea triyodotironina (T3), se utiliza en determinados casos para tratar trastornos tiroideos. En comparación con la levotiroxina (T4), la liotironina tiene una semivida significativamente más corta, de unas 24 horas, lo que requiere una toma más frecuente y puede provocar mayores fluctuaciones en los niveles hormonales.

Debido a estas propiedades, la liotironina se utiliza con menos frecuencia como monoterapia. Se utiliza principalmente en pacientes que siguen presentando síntomas de hipotiroidismo a pesar de dosis óptimas de levotiroxina, ya que la T3 es la forma activa de la hormona que actúa directamente en los tejidos diana. En estos casos, suele utilizarse en terapias combinadas con T4 para conseguir un aporte más equilibrado de hormonas tiroideas.

La liotironina también se utiliza en situaciones clínicas especiales, por ejemplo en el coma mixedematoso, una complicación rara del hipotiroidismo que pone en peligro la vida del paciente. En tales emergencias, el rápido efecto de la T3 permite una rápida mejoría del estado del paciente. También puede utilizarse temporalmente para normalizar los niveles hormonales en pacientes que se preparan para una terapia con yodo radiactivo o que requieren una terapia supresora.

El uso de la liotironina requiere una vigilancia cuidadosa, ya que una sobredosis puede provocar fácilmente síntomas de hipertiroidismo como palpitaciones, inquietud o insomnio. A pesar de sus indicaciones más limitadas, sigue siendo un medicamento valioso en endocrinología, especialmente para pacientes con necesidades terapéuticas específicas.

Fármacos antitiroideos

Los fármacos antitiroideos, como el metimazol y el propiltiouracilo, son esenciales para el tratamiento del hipertiroidismo. Actúan inhibiendo la producción de hormonas tiroideas mediante el bloqueo de la enzima tiroperoxidasa, que interviene en la yodación de los residuos de tirosina y en la síntesis de T3 y T4. El propiltiouracilo tiene la capacidad adicional de inhibir la conversión periférica de T4 en T3, lo que lo hace especialmente útil en situaciones agudas como las crisis tirotóxicas.

Estos fármacos se utilizan principalmente en enfermedades hipertiroideas como la enfermedad de Graves para controlar la sobreproducción de hormonas tiroideas . Suelen utilizarse como opción de tratamiento inicial, sobre todo en pacientes que no son aptos para la terapia con yodo radiactivo o el tratamiento quirúrgico, o como preparación para estos procedimientos. La duración del tratamiento suele ser de 12 a 18 meses, con controles periódicos de la función tiroidea para ajustar la dosis y prevenir el desarrollo de hipotiroidismo.

Los fármacos antitiroideos suelen tolerarse bien, pero pueden provocar efectos secundarios como erupciones cutáneas, dolores articulares o molestias gastrointestinales. Las complicaciones más graves, como la agranulocitosis (reducción grave de los glóbulos blancos) o la hepatotoxicidad, son poco frecuentes, pero requieren la interrupción inmediata del tratamiento y una intervención médica. El propiltiouracilo sólo suele preferirse cuando el metimazol no es adecuado, por ejemplo durante el primer trimestre del embarazo, debido a su mayor riesgo de daño hepático.

Los fármacos antitiroideos siguen siendo un componente central en el tratamiento del hipertiroidismo, ofrecen un control eficaz de la enfermedad y permiten estabilizar la función tiroidea sin medidas invasivas. Sin embargo, su uso requiere un seguimiento cuidadoso para reconocer los efectos secundarios en una fase temprana y para que la terapia sea segura y eficaz.

Hormonas sintéticas y bioidénticas

El desarrollo de la terapia hormonal sustitutiva ha llevado a distinguir entre hormonas sintéticas y bioidénticas.

Hormonas sintéticas

Las hormonas sintéticas son compuestos químicos idénticos a las hormonas naturales o modificados para mejorar sus propiedades farmacológicas. Se utilizan ampliamente en medicina, por ejemplo en anticoncepción, terapia hormonal sustitutiva o tratamiento de enfermedades hormonodependientes. Un ejemplo bien conocido es el etinilestradiol, un estrógeno modificado que contienen muchos anticonceptivos orales. La introducción de un grupo etinilo en la estructura molecular aumenta la estabilidad frente a la degradación metabólica y mejora la biodisponibilidad, de modo que se requiere una dosis menor para lograr un control eficaz del nivel hormonal.

Gracias a estas modificaciones químicas, las hormonas sintéticas también pueden tener una duración de acción prolongada, lo que puede ampliar los intervalos de tratamiento y mejorar el cumplimiento terapéutico. Por ejemplo, los análogos de insulina de acción prolongada o los preparados de depósito de progestágenos sintéticos se utilizan en la práctica clínica para garantizar un efecto continuo y estable. Al mismo tiempo, las hormonas sintéticas permiten influir en receptores específicos de forma selectiva, con lo que se pueden potenciar determinados efectos o minimizar los efectos indeseables.

Sin embargo, las hormonas sintéticas también pueden provocar efectos secundarios específicos derivados de su estructura modificada. El etinilestradiol, por ejemplo, aumenta el riesgo de trombosis en algunas mujeres debido a su influencia en el metabolismo de los factores de coagulación. Existen problemas similares con otras hormonas sintéticas, cuyos efectos a largo plazo en el organismo pueden variar de un individuo a otro.

El desarrollo de las hormonas sintéticas ha supuesto un gran avance para la medicina moderna, ya que permite adaptarlas con precisión a las necesidades terapéuticas. No obstante, su uso requiere una cuidadosa consideración de los beneficios y los riesgos, así como una dosificación personalizada para garantizar un tratamiento eficaz y seguro. La investigación trabaja continuamente para mejorar las hormonas sintéticas con el fin de aumentar su eficacia y minimizar aún más los posibles efectos secundarios.

Hormonas bioidénticas

Las hormonas bioidénticas son hormonas producidas sintéticamente cuya estructura molecular es idéntica a las hormonas del propio organismo. Suelen sintetizarse a partir de precursores vegetales como la diosgenina, que se obtiene del ñame o la soja, y se transforman químicamente en sustancias como el estrógeno, la progesterona o la testosterona. Debido a su idéntica estructura, pueden unirse a los receptores hormonales naturales y desencadenar efectos fisiológicos similares a los de la hormona propia del organismo.

Los defensores de las hormonas bioidénticas subrayan que estas sustancias se toleran mejor y tienen un efecto más natural, ya que se metabolizan del mismo modo que las hormonas del propio organismo. Suelen utilizarse en la terapia hormonal sustitutiva (THS) en mujeres menopáusicas para aliviar síntomas como sofocos, trastornos del sueño y cambios de humor, así como en el tratamiento de carencias hormonales en hombres o trastornos endocrinos.

A pesar de sus ventajas, el uso de hormonas bioidénticas plantea algunos retos. Una de las principales críticas es la falta de estandarización, sobre todo en el caso de las fórmulas fabricadas individualmente que se preparan en farmacias (las llamadas "farmacias de compuestos"). Estos preparados no siempre están sujetos a los mismos requisitos normativos estrictos que los preparados hormonales convencionales, lo que puede provocar fluctuaciones en la dosificación y posibles riesgos para la seguridad. Además, las hormonas bioidénticas suelen ser más caras que las alternativas sintéticas, lo que puede limitar su disponibilidad y acceso.

Las pruebas científicas que demuestran claramente las ventajas de las hormonas bioidénticas sobre las sintéticas son limitadas. No obstante, son una opción valiosa para las pacientes que prefieren una terapia hormonal idéntica a la natural o que experimentan efectos secundarios con los preparados convencionales. Para maximizar la eficacia y minimizar los riesgos es esencial un seguimiento cuidadoso del tratamiento y un ajuste individual de la dosis. Una mayor investigación sobre las hormonas bioidénticas podría ayudar a comprender mejor su seguridad y eficacia y a establecer opciones de tratamiento estandarizadas.

Importancia de las hormonas en la terapia

La diversidad de las hormonas en terapia abre numerosas posibilidades para el tratamiento específico de una amplia gama de cuadros clínicos, ya que pueden intervenir en casi todos los procesos reguladores centrales del organismo. Las hormonas esteroideas, como los estrógenos, la progesterona, la testosterona y los glucocorticoides, son componentes indispensables de la medicina moderna y se utilizan ampliamente en la terapia hormonal sustitutiva, la oncología y la inmunomodulación. Se utilizan, por ejemplo, para aliviar los síntomas de la menopausia como los sofocos y la osteoporosis, para remediar los síntomas de la deficiencia de testosterona o para suprimir la respuesta inmunitaria en enfermedades inflamatorias y autoinmunes como la artritis reumatoide o el asma. Su amplio espectro de acción los hace indispensables en muchos ámbitos, pero requieren una dosificación y un control precisos, ya que también pueden asociarse a efectos secundarios como un mayor riesgo de trombosis, trastornos metabólicos o supresión de los sistemas de producción hormonal del propio organismo.

Las hormonas peptídicas, como la insulina, el glucagón o la eritropoyetina, son esenciales en la regulación de los procesos metabólicos y el mantenimiento de las funciones fisiológicas. La insulina desempeña un papel fundamental en el tratamiento de la diabetes mellitus, donde normaliza el metabolismo de la glucosa y previene complicaciones potencialmente mortales como la cetoacidosis. El glucagón se utiliza en situaciones de emergencia para tratar la hipoglucemia grave, mientras que la eritropoyetina se emplea en la anemia, sobre todo en la insuficiencia renal crónica, para promover la formación de eritrocitos en la médula ósea. Estas hormonas pueden salvar vidas y son ejemplos del control preciso de los procesos del propio organismo mediante intervenciones hormonales.

Las hormonas tiroideas , como la levotiroxina y la liotironina, son indispensables en endocrinología, ya que constituyen la base del tratamiento del hipotiroidismo y el hipertiroidismo . En el hipotiroidismo, la levotiroxina sustituye a la T4 que falta y se convierte en T3 en el organismo, lo que normaliza el metabolismo y la calidad de vida del paciente. En situaciones especiales, como crisis tiroideas agudas o necesidades hormonales especiales, también se utiliza la liotironina de acción rápida. La regulación de los niveles de hormona tiroidea es crucial, ya que tanto una deficiencia como un exceso pueden tener graves efectos en todo el organismo.

Las hormonas sintéticas y las bioidénticas amplían considerablemente el espectro terapéutico al permitir un tratamiento más individualizado. Las hormonas sintéticas, como el etinilestradiol de las píldoras anticonceptivas, ofrecen ventajas gracias a modificaciones químicas como una mayor biodisponibilidad, una duración de acción más prolongada o una unión dirigida al receptor, lo que aumenta su eficacia. Por otra parte, las hormonas bioidénticas, estructuralmente idénticas a las hormonas del propio organismo, suelen percibirse como más naturales y mejor toleradas, ya que siguen las mismas rutas metabólicas que las hormonas endógenas. Su producción a partir de precursores vegetales, como la diosgenina de las raíces del ñame, permite una adaptación precisa a las necesidades fisiológicas del paciente. Sin embargo, las hormonas bioidénticas suelen ser más caras y no siempre están estandarizadas, por lo que hay que tener cuidado al utilizarlas.

La selección de la hormona adecuada y su forma de administración se basa siempre en el diagnóstico específico, las necesidades individuales del paciente y una minuciosa evaluación de riesgos y beneficios. Los preparados hormonales pueden administrarse por vía oral, subcutánea, intravenosa, transdérmica o intramuscular, en función de la duración de acción deseada, el lugar de acción y la tolerabilidad. Los avances en la investigación y el desarrollo médicos han mejorado continuamente la seguridad y eficacia de las terapias hormonales. Esto incluye el desarrollo de preparados de depósito de acción prolongada, la optimización de los preparados combinados y la introducción de nuevos sistemas de administración que permiten una terapia más individualizada y cómoda.

La terapia hormonal es una parte indispensable de la medicina moderna, ya que permite un control preciso de los procesos corporales y puede tratar eficazmente diversas enfermedades. Su amplia gama de aplicaciones, desde la endocrinología y la oncología hasta la medicina metabólica, demuestran su enorme potencial. Los avances en la investigación y el perfeccionamiento de las hormonas sintéticas y bioidénticas seguirán contribuyendo a ampliar las opciones de tratamiento y a mejorar aún más la calidad de vida de los pacientes en el futuro.

Parte II: Aplicación de terapias hormonales

Terapia hormonal en ginecología

La terapia hormonal (TH) desempeña un papel central en la práctica ginecológica, especialmente en el tratamiento de los síntomas asociados a cambios hormonales como la menopausia . Consiste en el uso selectivo de hormonas para compensar deficiencias endocrinas o modular procesos fisiológicos. La forma más común de TH en ginecología es la terapia hormonal sustitutiva (THS), que se utiliza principalmente para tratar los síntomas de la menopausia y la perimenopausia.

Menopausia y síntomas perimenopáusicos

La menopausia , definida como el cese permanente de la menstruación debido al cese de la función ovárica, va acompañada de un importante cambio hormonal. El descenso asociado de los niveles de estrógenos y progesterona puede provocar diversos síntomas que pueden afectar significativamente al bienestar y la calidad de vida de las mujeres afectadas.

Los síntomas típicos son

- **Molestias vasomotoras**: Sofocos y sudores nocturnos, que son las razones más comunes para solicitar terapia hormonal sustitutiva.

- **Síntomas psicológicos**: trastornos del sueño, irritabilidad, estados de ánimo depresivos y problemas de concentración.
- **Molestias urogenitales**: Sequedad vaginal, dispareunia e infecciones urinarias frecuentes debidas a cambios atróficos de la mucosa.
- **Molestias óseas y musculares**: El aumento de la resorción ósea por la terapia hormonal sustitutiva conlleva un riesgo de osteoporosis y fracturas.
- **Síntomas cardiovasculares**: cambios en el metabolismo de los lípidos y aumento de los riesgos cardiovasculares.

La fase perimenopáusica, la fase de transición a la menopausia, se caracteriza especialmente por fluctuaciones hormonales que pueden exacerbar estos síntomas.

Terapia hormonal sustitutiva (THS): Indicaciones, beneficios y riesgos

La terapia hormonal sustitutiva (THS) es un componente central del tratamiento de los síntomas menopáusicos y se utiliza en particular para aliviar los síntomas causados por la disminución de la producción de estrógenos durante la menopausia. Las indicaciones más importantes incluyen el alivio de los síntomas vasomotores, como los sofocos y los sudores nocturnos, así como los síntomas psicológicos, como los trastornos del sueño, la irritabilidad y la depresión. Estos síntomas pueden tener un impacto considerable en la calidad de vida, lo que significa que una terapia específica puede mejorar significativamente el bienestar de muchas mujeres.

Otra indicación importante de la terapia hormonal sustitutiva es el tratamiento de la atrofia urogenital. La carencia de estrógenos durante la menopausia suele provocar cambios atróficos en las mucosas vaginal y uretral, que pueden causar síntomas como sequedad vaginal, dispareunia e infecciones urinarias recurrentes. En estos casos, la terapia hormonal sustitutiva puede utilizarse tanto a nivel local como sistémico, prefiriéndose la aplicación local para minimizar los riesgos sistémicos.

La prevención de la osteoporosis es otra indicación importante. Tras la menopausia, aumenta el riesgo de pérdida ósea y fracturas asociadas, sobre todo en la columna vertebral y las caderas. La terapia hormonal sustitutiva ha demostrado ser una medida eficaz para reducir este riesgo, ya que tiene un efecto positivo sobre el metabolismo óseo y mantiene la densidad ósea. La terapia hormonal sustitutiva también está indicada en mujeres con insuficiencia ovárica primaria, para compensar las deficiencias hormonales, que pueden provocar no sólo síntomas menopáusicos, sino también riesgos para la salud a largo plazo.

Los beneficios de la terapia hormonal sustitutiva residen principalmente en la mejora de la calidad de vida. El alivio de síntomas como los sofocos, los trastornos del sueño y las molestias psicológicas permite a las mujeres afectadas afrontar mejor su vida cotidiana. Además, la terapia hormonal sustitutiva contribuye a la salud ósea al reducir significativamente el riesgo de fracturas osteoporóticas. Otro beneficio potencial es la protección frente a las enfermedades cardiovasculares, especialmente si la terapia hormonal sustitutiva se inicia precozmente en la perimenopausia. Sin embargo, estos efectos protectores sobre el sistema cardiovascular dependen del momento de inicio de la terapia y requieren más investigación.

A pesar de sus muchas ventajas, la terapia hormonal sustitutiva también entraña riesgos que deben sopesarse cuidadosamente. Entre los riesgos conocidos se encuentran los episodios tromboembólicos, como la trombosis venosa y la embolia pulmonar, que pueden producirse sobre todo con la terapia hormonal sustitutiva sistémica. Otro riesgo potencialmente mayor es el desarrollo de cáncer de mama, sobre todo con el uso prolongado de la terapia hormonal sustitutiva combinada con estrógenos y progestágenos. Las mujeres con útero intacto que no reciben una administración adecuada de progesterona también tienen un mayor riesgo de hiperplasia endometrial, que en algunos casos puede derivar en cáncer de endometrio. Los riesgos cardiovasculares también varían en función del momento y la duración del uso y deben evaluarse de forma individual.

Para minimizar los riesgos de la terapia hormonal sustitutiva, algunas estrategias son de vital importancia. Entre ellas se incluye el uso de la menor cantidad efectiva de hormona para conseguir los efectos terapéuticos deseados, minimizando al mismo tiempo los efectos secundarios . Siempre que sea posible, debe preferirse la aplicación local, por ejemplo para las afecciones urogenitales, ya que este método minimiza la exposición sistémica. Además, la evaluación periódica de la relación riesgo-beneficio es esencial para personalizar la terapia y garantizar la seguridad del paciente. Estas revisiones periódicas permiten reconocer los riesgos potenciales en una fase temprana y modificar la terapia en consecuencia.

Prevención y tratamiento de la osteoporosis

La osteoporosis es una de las complicaciones más frecuentes e importantes asociadas a la carencia posmenopáusica de estrógenos. La disminución de la producción de estrógenos tras la menopausia conduce a una pérdida ósea acelerada, ya que los efectos osteoprotectores de los estrógenos están ausentes. Los estrógenos desempeñan un papel central en el metabolismo óseo al regular el equilibrio entre la formación y la resorción óseas. En su ausencia, la actividad de los osteoclastos , responsables de la descomposición del tejido óseo, aumenta, mientras que la actividad de los osteoblastos , responsables de la formación ósea, no puede compensarse suficientemente. Esto conduce a una disminución de la densidad ósea y a una mayor fragilidad del esqueleto, lo que aumenta significativamente el riesgo de fracturas, especialmente en las zonas sometidas a estrés, como la columna vertebral y las caderas.

La terapia hormonal sustitutiva es una medida eficaz para contrarrestar este proceso fisiopatológico. Ofrece beneficios tanto preventivos como terapéuticos, especialmente para las mujeres con alto riesgo de fracturas osteoporóticas. El principal mecanismo de acción de la terapia hormonal sustitutiva en la prevención de la osteoporosis es la inhibición de la actividad de los osteoclastos por los estrógenos. Estas hormonas interactúan con receptores específicos en las células óseas, suprimiendo la liberación de citoquinas y factores de crecimiento que promueven la actividad de los osteoclastos. Al mismo tiempo, se favorece la apoptosis de los osteoclastos y se prolonga la vida útil de los osteoblastos, lo que conduce a una estabilización del metabolismo óseo.

El uso de estrógenos como parte de la terapia hormonal sustitutiva reduce la resorción ósea, lo que no sólo permite mantener la densidad ósea existente, sino en muchos casos también un aumento moderado. Esto tiene un efecto directo sobre la estabilidad mecánica del hueso y conduce a una reducción del riesgo de fracturas osteoporóticas. La terapia hormonal sustitutiva tiene un importante efecto protector, especialmente en la posmenopausia temprana, cuando la pérdida ósea es más pronunciada.

Además del efecto directo sobre el metabolismo óseo, la terapia hormonal sustitutiva también tiene efectos sistémicos que pueden contribuir a la prevención de la osteoporosis. Por ejemplo, mejora la absorción de calcio en el intestino y reduce la excreción renal de calcio, lo que aumenta la disponibilidad de este mineral esencial para la formación ósea. Además, la terapia hormonal sustitutiva puede modular los procesos inflamatorios en el tejido óseo, que también desempeñan un papel en la pérdida ósea patológica.

A pesar de su eficacia, el uso de la terapia hormonal sustitutiva para prevenir la osteoporosis debe considerarse cuidadosamente, ya que se asocia a riesgos específicos. Por lo tanto, la decisión a favor de la terapia hormonal sustitutiva debe tomarse de forma individual, teniendo en cuenta el estado general de salud de la paciente, su riesgo de fractura y las posibles contraindicaciones. Los controles periódicos son necesarios para comprobar la eficacia de la terapia y reconocer los posibles efectos secundarios en una fase temprana. En última instancia, la terapia hormonal sustitutiva es una opción valiosa para muchas mujeres con el fin de mantener su calidad de vida y minimizar las consecuencias a largo plazo de la osteoporosis .

Alternativas a la terapia hormonal sustitutiva

Bifosfonatos

Los bifosfonatos son una alternativa establecida y eficaz a la terapia hormonal sustitutiva (THS) para la prevención y el tratamiento de la osteoporosis , sobre todo en mujeres en las que la THS está contraindicada o no se desea utilizar. Estos fármacos tienen un efecto selectivo sobre el metabolismo óseo y son especialmente importantes para la osteoporosis posmenopáusica y otras formas de pérdida ósea.

El mecanismo de acción de los bifosfonatos se basa en su capacidad para adherirse selectivamente a la superficie del hueso, sobre todo en zonas de gran remodelación ósea. Son absorbidos por los osteoclastos activos e inhiben su función interfiriendo en el metabolismo celular. En particular, bloquean la farnesil pirofosfato sintasa, una enzima de la vía metabólica del mevalonato que es esencial para la función y la supervivencia de los osteoclastos. Esto conduce a la inhibición de la resorción ósea sin perjudicar la formación de hueso por los osteoblastos, lo que resulta en una estabilización o aumento de la densidad ósea.

Campos de aplicación y ventajas de los bifosfonatos

Los bifosfonatos están aprobados tanto para la prevención como para el tratamiento de la osteoporosis. Reducen el riesgo de fracturas vertebrales y no vertebrales, incluidas las de cadera, y son muy eficaces en pacientes con osteoporosis preexistente o múltiples factores de riesgo. Los fármacos más utilizados son el alendronato, el risedronato, el ibandronato y el zoledronato.

Una gran ventaja de los bifosfonatos es que, a diferencia de la terapia hormonal sustitutiva, no tienen efectos secundarios dependientes de los estrógenos, como un mayor riesgo de cáncer de mama o de endometrio. También son adecuados para pacientes que no pueden tomar hormonas debido al riesgo de trombosis o embolia.

Formas de aplicación y dosificación

Los bifosfonatos se administran en diversas formas, como comprimidos orales (por ejemplo, semanal o mensualmente) e infusiones intravenosas (por ejemplo, anualmente para el zoledronato). Esta flexibilidad permite adaptar el tratamiento a las necesidades y preferencias del paciente.

Efectos secundarios y restricciones

A pesar de su eficacia, los bifosfonatos se asocian a efectos secundarios específicos . Los preparados orales pueden provocar molestias gastrointestinales como ardor de estómago, náuseas y esofagitis, por lo que deben tomarse con suficiente agua y en posición vertical. El uso prolongado, especialmente más allá de los cinco años, se asocia a complicaciones raras pero graves, como fracturas atípicas de fémur y osteonecrosis de la mandíbula (ONM). Estos riesgos requieren una reevaluación periódica del tratamiento y, en su caso, interrupciones del mismo (las denominadas "vacaciones farmacológicas").

Denosumab

El denosumab es un anticuerpo monoclonal que bloquea específicamente el receptor activador del ligando del factor nuclear κB (RANKL), una vía de señalización esencial que regula la actividad y diferenciación de los osteoclastos. Como inhibidor del RANKL, denosumab tiene un mecanismo de acción único en comparación con otras terapias para el tratamiento y la prevención de la osteoporosis. Se utiliza sobre todo en mujeres posmenopáusicas con alto riesgo de fractura y representa una alternativa o complemento eficaz a los tratamientos tradicionales como los bifosfonatos.

Mecanismo de acción de denosumab

El RANKL es una proteína producida por los osteoblastos y sus células precursoras, necesaria para la maduración y activación de los osteoclastos. Los osteoclastos son las células responsables de la resorción ósea. El denosumab se une específicamente al RANKL e impide su interacción con el receptor RANK de los osteoclastos. Esta inhibición reduce la formación, la función y la vida útil de los osteoclastos, lo que conduce a una reducción significativa de la resorción ósea. Esto conlleva un aumento de la densidad ósea y una reducción del riesgo de fracturas osteoporóticas.

Indicaciones de denosumab

El denosumab se utiliza principalmente en la osteoporosis posmenopáusica , especialmente en mujeres con alto riesgo de fracturas o con intolerancia o contraindicaciones a los bifosfonatos. También se utiliza en otras afecciones asociadas a un aumento de la resorción ósea, como la osteoporosis inducida por glucocorticoides o en hombres sometidos a terapia hormono-supresora para el cáncer de próstata.

Ventajas de denosumab

El denosumab ofrece varias ventajas significativas frente a los tratamientos tradicionales de la osteoporosis y representa una opción atractiva para los pacientes que necesitan opciones terapéuticas alternativas. Uno de los puntos fuertes más destacados de denosumab es su eficacia, ya que reduce significativamente el riesgo de fracturas vertebrales, no vertebrales y de cadera. Esta protección integral contra las fracturas lo convierte en una opción eficaz para las mujeres con osteoporosis posmenopáusica, especialmente las que presentan un alto riesgo de fractura. Otra ventaja es la comodidad de uso. Dado que denosumab se inyecta por vía subcutánea y sólo es necesario administrarlo dos veces al año, el cumplimiento terapéutico resulta mucho más fácil en comparación con otras formas de tratamiento que requieren dosis más frecuentes. Esto es especialmente beneficioso para los pacientes de edad avanzada que pueden tener dificultades para seguir regímenes de dosificación complejos.

Otra característica que distingue al denosumab de otros tratamientos de la osteoporosis es su mayor aplicabilidad en pacientes con insuficiencia renal. Mientras que los bifosfonatos suelen estar contraindicados en pacientes con insuficiencia renal, denosumab puede utilizarse con seguridad, ya que no se excreta por los riñones. Esto amplía las opciones de tratamiento para un grupo de pacientes frecuentemente afectado por la osteoporosis y con opciones terapéuticas limitadas.

Riesgos del denosumab

A pesar de sus ventajas, el denosumab no está exento de riesgos y posibles efectos secundarios, que deben vigilarse cuidadosamente. Una complicación frecuente es la hipocalcemia, que puede producirse sobre todo en pacientes con absorción limitada de calcio o deficiencia de vitamina D. Por lo tanto, es esencial asegurar una suplementación adecuada de calcio y vitamina D antes de iniciar el tratamiento y durante el mismo para compensar esta deficiencia. También existe un ligero aumento del riesgo de infecciones de la piel y tejidos blandos, como la celulitis, que debe tenerse en cuenta al utilizar denosumab.

Una complicación poco frecuente pero potencialmente grave es la osteonecrosis de la mandíbula (ONM), que puede producirse de forma similar a los bifosfonatos, sobre todo con un tratamiento prolongado. El desarrollo de ONM requiere un seguimiento dental cuidadoso y una intervención precoz para evitar consecuencias graves. Otra complicación a largo plazo que puede producirse en raras ocasiones son las fracturas femorales atípicas. Estas fracturas poco frecuentes requieren un seguimiento regular, especialmente con el uso prolongado de denosumab.

Restricciones y problemas de destete

Una característica especial del denosumab es el efecto rebote tras la interrupción del tratamiento. La interrupción puede dar lugar a un rápido y fuerte aumento de la actividad osteoclástica, lo que puede provocar una pérdida ósea acelerada y un mayor riesgo de fracturas vertebrales múltiples. Por lo tanto, es importante considerar un tratamiento alternativo, como los bifosfonatos, para controlar la pérdida ósea tras la interrupción del tratamiento con denosumab.

En general, el denosumab es una opción eficaz y cómoda para el tratamiento de la osteoporosis, sobre todo en pacientes con alto riesgo de fractura o intolerancia a otras terapias. Su innovador mecanismo de acción y la escasa frecuencia de las inyecciones lo convierten en una opción atractiva. No obstante, su uso requiere un seguimiento cuidadoso y una planificación estratégica, sobre todo en lo que se refiere a los posibles efectos secundarios y a la gestión tras la finalización del tratamiento.

Moduladores selectivos de los receptores estrogénicos (SERM)

Los moduladores selectivos de los receptores estrogénicos (SERM) son una alternativa importante en el tratamiento y la prevención de la osteoporosis, especialmente para las mujeres que rechazan la terapia hormonal sustitutiva (THS) o para las que ésta está contraindicada. Los SERM son compuestos sintéticos que actúan sobre los receptores estrogénicos, pero muestran efectos agonistas o antagonistas según el tejido. Esta acción selectiva permite aprovechar los efectos positivos de los estrógenos sobre el metabolismo óseo sin aumentar los riesgos asociados a las enfermedades estrógeno-dependientes, como el carcinoma de mama o el carcinoma de endometrio.

Los SERM protegen eficazmente contra las fracturas osteoporóticas al inhibir la actividad de los osteoclastos y reducir la resorción ósea. Su mecanismo de acción se basa en que actúan como estrógenos en el tejido óseo y reducen la expresión de los factores estimulantes de los osteoclastos. En consecuencia, favorecen el mantenimiento o incluso el aumento de la densidad ósea y refuerzan la estabilidad mecánica del esqueleto. Los estudios han demostrado que los SERM, como el raloxifeno, reducen significativamente el riesgo de fracturas vertebrales, siendo este beneficio especialmente pronunciado en mujeres con osteoporosis preexistente.

Una ventaja clave de los SERM frente a la terapia hormonal sustitutiva es que no tienen un efecto estimulante sobre el tejido mamario. Por el contrario, el raloxifeno reduce el riesgo de cáncer de mama con receptores de estrógenos positivos, lo que lo convierte en la opción preferida para las mujeres con mayor riesgo de cáncer de mama o con antecedentes de esta enfermedad.

Además, los SERM no aumentan el riesgo de hiperplasia o carcinoma endometrial, lo que mejora aún más sus perfiles de seguridad.

A pesar de sus ventajas, los SERM también tienen efectos secundarios y limitaciones que deben tenerse en cuenta al planificar el tratamiento. Uno de los efectos secundarios más frecuentes es el aumento del riesgo de episodios tromboembólicos venosos, como la trombosis venosa profunda y la embolia pulmonar. Este riesgo es similar al observado con la terapia hormonal sustitutiva y, por lo tanto, debe tenerse muy en cuenta en pacientes con antecedentes de este tipo de episodios. Otros posibles efectos secundarios son los sofocos y los calambres musculares, que pueden afectar a la calidad de vida de algunas mujeres.

Los SERM son más eficaces en la prevención de fracturas vertebrales y menos eficaces en la reducción del riesgo de fracturas de cadera en comparación con otras terapias como los bifosfonatos o el denosumab . Por lo tanto, están especialmente indicados para las mujeres posmenopáusicas con un riesgo moderado de fractura o para las que buscan una protección adicional contra el cáncer de mama .

En resumen, los SERM como el raloxifeno son una opción versátil y segura en el tratamiento de la osteoporosis, sobre todo por sus efectos protectores sobre el hueso y sus propiedades preventivas del cáncer. Sin embargo, sus beneficios son mayores si se realiza una selección específica de los pacientes y se tienen en cuenta los riesgos potenciales, especialmente en lo que respecta a las complicaciones tromboembólicas. El seguimiento regular y la personalización de la terapia son cruciales para garantizar el máximo beneficio de estos fármacos.

Vitamina D y calcio

La vitamina D y el calcio desempeñan un papel fundamental en el mantenimiento y el fomento de la estabilidad ósea y son componentes esenciales de cualquier estrategia de prevención y tratamiento de la osteoporosis. Ambos nutrientes actúan de forma sinérgica para favorecer el metabolismo óseo, mantener la densidad mineral ósea y reducir el riesgo de fracturas.

El calcio es el mineral más importante que se almacena en los huesos y garantiza su resistencia y estabilidad. Alrededor del 99% de todo el calcio del cuerpo se encuentra en los huesos y los dientes. El calcio no sólo es un componente estructural, sino que también es esencial para numerosos procesos fisiológicos, como la contracción muscular, la coagulación de la sangre y la función de las enzimas. Unos niveles insuficientes de calcio en la sangre hacen que el organismo movilice el calcio de los huesos para mantener las funciones vitales, lo que a largo plazo puede provocar pérdida ósea y osteoporosis.

La vitamina D también es esencial, ya que favorece la absorción del calcio desde el intestino y regula la homeostasis del calcio en la sangre. Sin cantidades suficientes de vitamina D, sólo se absorbe eficazmente una fracción del calcio ingerido a través de los alimentos, lo que puede dar lugar a una carencia de calcio y, por tanto, a un deterioro de la salud ósea. La vitamina D también contribuye a estimular la actividad de los osteoblastos, responsables de la formación ósea, e inhibe la liberación de la hormona paratiroidea (PTH), que en concentraciones elevadas favorece la resorción ósea.

La ingesta combinada de vitamina D y calcio es especialmente importante en la prevención y el tratamiento de la osteoporosis, sobre todo en mujeres posmenopáusicas, ancianos y personas con mayor riesgo de fracturas. Los estudios han demostrado que la ingesta regular de ambos nutrientes estabiliza o incluso aumenta la densidad ósea y reduce el riesgo de fracturas vertebrales y no vertebrales.

La carencia de vitamina D, muy extendida en todo el mundo, sobre todo en regiones con luz solar limitada, puede tener importantes repercusiones en la salud ósea. La vitamina D se sintetiza principalmente en la piel bajo la radiación UVB, y sólo una pequeña cantidad se absorbe de los alimentos. Por ello, a menudo es necesario tomar suplementos de vitamina D, sobre todo en las personas mayores, cuya capacidad para sintetizarla en la piel es menor.

La ingesta diaria recomendada de calcio oscila entre 1.000 y 1.200 mg, en función de la edad y el sexo, mientras que la ingesta de vitamina D debe situarse entre 800 y 2.000 UI al día, especialmente en los grupos de riesgo. No obstante, debe evitarse superar estas dosis, ya que una ingesta excesiva de calcio se asocia a un mayor riesgo de cálculos renales y una ingesta excesiva de vitamina D a hipercalcemia.

En resumen, la vitamina D y el calcio son componentes esenciales para mantener la salud ósea y prevenir la osteoporosis. Su efecto sinérgico garantiza un aporte adecuado de calcio al organismo y su utilización eficaz. La ingesta regular a través de una dieta equilibrada, complementada con suplementos dietéticos si es necesario, así como una exposición adecuada a la luz solar son cruciales para garantizar la estabilidad y fortaleza de los huesos a largo plazo.

Terapia hormonal en andrología

La terapia hormonal en andrología (= especialidad que se ocupa de la salud masculina, en particular de la función y la enfermedad de los órganos reproductores masculinos, los trastornos hormonales, la capacidad reproductiva y la disfunción sexual), especialmente la terapia de sustitución de testosterona (TRT), desempeña un papel central en el tratamiento de la deficiencia de testosterona y el hipogonadismo . La testosterona es la hormona sexual masculina más importante y es esencial para numerosos procesos fisiológicos, como la salud sexual, el desarrollo de la masa muscular, la densidad ósea y la calidad de vida en general. La falta de testosterona, conocida como hipogonadismo, puede deberse principalmente a una disfunción testicular o secundariamente a una disfunción del eje hipotálamo-hipofisario. Esta afección suele provocar síntomas como disminución de la libido, disfunción eréctil, fatiga, pérdida de masa muscular, aumento de la grasa corporal y alteraciones psicológicas como depresión e irritabilidad. La salud ósea también puede verse afectada por una disminución de la densidad ósea y un mayor riesgo de osteoporosis.

El tratamiento sustitutivo con testosterona es el tratamiento estándar del hipogonadismo sintomático y se administra de diversas formas, como inyecciones intramusculares, geles o parches transdérmicos, implantes subcutáneos y preparados orales. Su objetivo es normalizar los niveles de testosterona y aliviar los síntomas asociados. Los estudios demuestran que la TRT mejora significativamente la libido y la función sexual, lo que tiene un impacto positivo directo en la calidad de vida de los hombres afectados. Además, la TRT afecta al metabolismo muscular al estimular la síntesis de proteínas, lo que se traduce en un aumento de la masa muscular y la fuerza. Al mismo tiempo, reduce la masa grasa, lo que favorece la composición corporal y la salud metabólica. La mejora de la densidad ósea con la TRT puede reducir el riesgo de fracturas osteoporóticas, especialmente en hombres con deficiencia avanzada de testosterona.

El impacto de la testosterona en la salud cardiovascular es complejo y controvertido. Mientras que los niveles bajos de testosterona se asocian con el síndrome metabólico, la resistencia a la insulina y la obesidad, la cuestión de si la TRT aumenta o reduce los riesgos cardiovasculares sigue abierta. Algunos estudios sugieren efectos positivos sobre el metabolismo lipídico y la función endotelial, mientras que otros sugieren un mayor riesgo de episodios tromboembólicos o enfermedades cardiovasculares. Por este motivo, es necesario realizar una cuidadosa evaluación individual de riesgos y beneficios antes de iniciar la TRT.

Cada vez se habla más de la TRT en el contexto del llamado antienvejecimiento, y los hombres mayores suelen recibir testosterona sin una indicación clara como medio de mejorar la vitalidad, la fuerza muscular y la calidad de vida. Aunque algunos estudios sugieren que la TRT puede tener beneficios en este grupo, aún no existe una base científica suficiente para su uso generalizado. Además, pueden predominar riesgos como la policitemia, los episodios tromboembólicos o los efectos adversos sobre la próstata, especialmente con un uso prolongado sin una indicación médica clara.

La terapia hormonal en andrología ofrece claros beneficios en el tratamiento de la deficiencia de testosterona y el hipogonadismo, sobre todo en términos de mejora de la función sexual, la masa muscular y la calidad de vida. Al mismo tiempo, requiere un seguimiento médico cuidadoso para minimizar los posibles efectos secundarios e identificar precozmente riesgos como complicaciones cardiovasculares o enfermedades de la próstata. El uso de la terapia con testosterona como medida antienvejecimiento sigue siendo controvertido y debe considerarse con cautela, ya que aún no se dispone de pruebas científicas exhaustivas sobre su seguridad y eficacia en este contexto. La selección cuidadosa de los pacientes y el seguimiento regular de la terapia son cruciales para maximizar los beneficios de la TRT y minimizar los riesgos potenciales.

Tratamientos hormonales en medicina reproductiva

Los tratamientos hormonales son una parte fundamental de la medicina reproductiva y se utilizan para diagnosticar y tratar problemas de fertilidad tanto femeninos como masculinos. En la mujer, las hormonas desempeñan un papel crucial en la estimulación de la ovulación, la regulación del ciclo menstrual y la optimización de las condiciones para la implantación de un óvulo fecundado. En el hombre, los tratamientos hormonales se utilizan para mejorar la producción y la calidad del esperma cuando éstas están alteradas por trastornos endocrinos.

Estimular la ovulación y regular el ciclo menstrual son pasos esenciales en el tratamiento de la infertilidad femenina . En las mujeres con ovulación irregular o ausente, como las que padecen el síndrome de ovario poliquístico (SOP), se utilizan inductores de la ovulación como el clomifeno o el letrozol para promover la maduración folicular y desencadenar la ovulación. Las gonadotropinas, incluidas la hormona foliculoestimulante (FSH) y la hormona luteinizante (LH), se utilizan a menudo para favorecer el desarrollo de múltiples folículos, sobre todo en técnicas de reproducción asistida como la fecundación in vitro (FIV). En la FIV, la estimulación hormonal es de vital importancia para maximizar la maduración del óvulo y aumentar las posibilidades de éxito de la fecundación. Al mismo tiempo, se utilizan hormonas como los análogos de la hormona liberadora de gonadotropina (GnRH) o los antagonistas de la GnRH para suprimir el ciclo natural y permitir un control preciso de los niveles hormonales. Tras la extracción de los óvulos, se suele administrar progesterona para favorecer la fase lútea y crear las condiciones óptimas para la implantación del óvulo fecundado.

Además de estimular los ovarios, el tratamiento hormonal también desempeña un papel fundamental en la preparación del endometrio. A menudo se combinan estrógenos y progesterona para preparar el endometrio para recibir al embrión. Esto es especialmente importante en técnicas como la preparación para la transferencia de embriones en el criociclo, donde se transfieren embriones congelados y la sincronización entre el endometrio y la fase de desarrollo del embrión es esencial.

En los hombres con problemas de infertilidad causados por disfunciones hormonales como el hipogonadismo o trastornos del eje hipotalámico-hipofisario, se utilizan terapias hormonales para promover la espermatogénesis. Pueden utilizarse gonadotropinas como la gonadotropina coriónica humana (hCG) y la FSH recombinante para estimular la función testicular y aumentar la producción de espermatozoides. Estas terapias son especialmente eficaces en los hombres con hipogonadismo secundario, ya que imitan el ciclo natural de control hormonal. En algunos casos, también se utiliza la sustitución de testosterona, pero sólo en hombres que no están intentando concebir, ya que la testosterona exógena puede suprimir la producción de esperma.

Los tratamientos hormonales también tienen una importancia fundamental en el diagnóstico y el tratamiento de los problemas complejos de fertilidad. La monitorización de niveles hormonales como FSH, LH, estradiol, progesterona y hormona antimülleriana (AMH) proporciona información valiosa sobre la reserva ovárica, la regulación del ciclo y las causas de infertilidad. Estos datos permiten individualizar los planes de tratamiento, para maximizar las posibilidades de éxito con las técnicas de reproducción asistida.

En resumen, los tratamientos hormonales son una parte integral de la medicina reproductiva, ya que optimizan las condiciones para el éxito de la reproducción tanto en mujeres como en hombres. Permiten un control específico del ciclo menstrual, favorecen la maduración de los óvulos y fomentan la producción de esperma. A pesar de su eficacia, estas terapias requieren un seguimiento minucioso para evitar efectos secundarios como el síndrome de hiperestimulación ovárica (SHO) en la mujer o desequilibrios hormonales en el hombre. La adaptación de los tratamientos hormonales a las necesidades específicas de los pacientes es crucial para el éxito de las intervenciones de medicina reproductiva.

Oncología y terapia hormonal

La terapia hormonal desempeña un papel fundamental en oncología, especialmente en el tratamiento de tumores hormonodependientes como el cáncer de mama y el cáncer de próstata. Estos tipos de tumores presentan a menudo una dependencia hormonal, ya que hormonas como los estrógenos o los andrógenos favorecen el crecimiento del tumor. La modulación dirigida o el bloqueo de estas hormonas ha demostrado ser una forma eficaz de terapia y se utiliza tanto en entornos adyuvantes como paliativos.

La terapia antihormonal es una parte esencial del tratamiento del cáncer de mama, especialmente en los tumores con receptores hormonales positivos. Los tumores que expresan receptores de estrógenos y/o progesterona pueden inhibir su crecimiento bloqueando las vías de señalización hormonal. Los principales enfoques incluyen el uso de moduladores selectivos de los receptores de estrógenos (SERM), como el tamoxifeno, que bloquea los receptores de estrógenos e inhibe así el efecto proliferativo de los estrógenos en el tejido mamario. Los inhibidores de la aromatasa, como el anastrozol, el letrozol o el exemestano, reducen la producción de estrógenos en las mujeres posmenopáusicas al suprimir la conversión de andrógenos en estrógenos en el tejido periférico. Estas terapias suelen utilizarse de forma adyuvante para reducir el riesgo de recidiva y también pueden emplearse en terapia paliativa para controlar el crecimiento tumoral en estadios avanzados.

La terapia de privación de andrógenos (TPA) es un tratamiento clave para el cáncer de próstata, ya que el crecimiento de muchos tumores de próstata se ve estimulado por la testosterona y la dihidrotestosterona (DHT). La TAD se consigue mediante la extirpación quirúrgica de los testículos (orquiectomía) o la supresión farmacológica de la producción de testosterona con agonistas o antagonistas de la hormona liberadora de gonadotropina (GnRH). Los agonistas de la GnRH, como la leuprorelina y la goserelina, provocan una supresión permanente de la producción de testosterona tras una liberación hormonal inicial. Los antagonistas de la GnRH, como el Degarelix, bloquean directamente el receptor y evitan el pico hormonal inicial. Además, pueden utilizarse antagonistas del receptor androgénico como la enzalutamida o la abiraterona, un inhibidor de la síntesis de andrógenos, para inhibir aún más el efecto de los andrógenos en las células tumorales.

La terapia antihormonal se asocia a efectos secundarios específicos que son el resultado de la supresión hormonal. Las mujeres tratadas con inhibidores de la aromatasa o tamoxifeno pueden experimentar a menudo efectos secundarios como sofocos, sequedad vaginal, dolor muscular y un mayor riesgo de osteoporosis . El tamoxifeno también se asocia a un ligero aumento del riesgo de trombosis venosa y cáncer de endometrio, especialmente con el uso prolongado. Los hombres que siguen un tratamiento de privación androgénica suelen experimentar efectos secundarios como pérdida de libido, disfunción eréctil, pérdida de masa muscular, aumento de peso y mayor riesgo de osteoporosis y enfermedades cardiovasculares. Estos efectos secundarios pueden mermar considerablemente la calidad de vida y requieren un seguimiento cuidadoso y, en caso necesario, medidas de apoyo como la administración de bifosfonatos o denosumab para prevenir la pérdida ósea.

Las terapias hormonales adyuvantes se utilizan para reducir el riesgo de recidiva tras el tratamiento del tumor primario. En el cáncer de mama, la terapia antihormonal adyuvante suele durar de cinco a diez años, mientras que en el cáncer de próstata la duración de la TAD varía en función del perfil de riesgo. En el contexto paliativo, la terapia hormonal tiene como objetivo ralentizar la progresión del tumor, aliviar los síntomas y mejorar la calidad de vida del paciente. Para los tumores hormonoresistentes que ya no responden a la terapia estándar, se están desarrollando enfoques innovadores como terapias hormonales combinadas, nuevos inhibidores o estrategias inmunoterapéuticas.

En resumen, la terapia hormonal es una parte esencial del tratamiento de los tumores hormonodependientes. Es capaz de controlar el crecimiento tumoral, mejorar la calidad de vida y prevenir las recaídas. La selección cuidadosa de la terapia y el seguimiento de los efectos secundarios son cruciales para garantizar el mayor beneficio posible para los pacientes, tanto en un contexto curativo como paliativo. El desarrollo continuo de estas terapias ofrece la esperanza de mejorar las opciones de tratamiento para los pacientes con cáncer hormonodependiente.

Medicina transexual y terapia hormonal

La terapia hormonal de reasignación de sexo es un componente central de la atención médica a las personas transexuales. Su objetivo es armonizar las características físicas y los perfiles hormonales con la identidad de género del paciente y mejorar su calidad de vida y bienestar psicológico. La terapia hormonal puede aplicarse tanto a mujeres transexuales (de hombre a mujer, MTF) como a hombres transexuales (de mujer a hombre, FTM) y requiere un enfoque individualizado y basado en la evidencia.

En las mujeres transexuales, la terapia hormonal suele consistir en la administración de estrógenos para inducir efectos feminizantes. Éstos incluyen el desarrollo de tejido mamario, la redistribución de la grasa corporal hacia un patrón femenino de distribución de la grasa, la reducción de la masa muscular y el ablandamiento de la piel. Además, la producción de testosterona se suprime mediante la administración de antiandrógenos como la espironolactona o el acetato de ciproterona. El objetivo es reducir los niveles de testosterona al rango de referencia femenino y ajustar los niveles de estrógenos a los valores fisiológicos de las mujeres cisgénero. En los hombres transexuales, la testosterona se administra para promover cambios masculinizantes. Éstos incluyen el desarrollo de vello facial y corporal, un aumento de la masa muscular, una voz más grave y una reducción del tejido graso en la zona del pecho. Los niveles de testosterona se elevan hasta el rango de referencia masculino, y la terapia suele realizarse con preparados intramusculares o transdérmicos.

Los efectos a largo plazo de la terapia hormonal de reasignación de sexo son objeto de intensa investigación. Los cambios físicos suelen producirse en los dos primeros años, mientras que el efecto máximo no suele ser visible hasta pasados varios años. A largo plazo, la terapia hormonal conlleva una mejora de la calidad de vida, una reducción de la disforia de género y efectos positivos en la salud mental, incluida una reducción de la ansiedad y la depresión. Sin embargo, hay que vigilar de cerca los posibles riesgos y efectos secundarios. Existe un mayor riesgo de tromboembolias con las terapias estrogénicas, sobre todo con el uso de etinilestradiol, que suele evitarse. La testosterona, por su parte, puede aumentar el riesgo de eritrocitosis y requiere un control regular del hematocrito. El seguimiento regular de la salud del hígado, el corazón y los huesos es esencial tanto para las terapias con estrógenos como con testosterona.

La terapia hormonal de reasignación de sexo tiene profundos efectos psicológicos y sociales. Suele producir una mejora significativa de la satisfacción corporal, refuerza la confianza en uno mismo y facilita la integración social. A pesar de estos efectos positivos, muchas personas transexuales siguen enfrentándose a retos que van desde la estigmatización social a la discriminación en contextos médicos y profesionales. Estos aspectos ponen de relieve la necesidad de una atención integral que incluya tanto apoyo médico como psicológico y social.

Los retos y las cuestiones éticas desempeñan un papel central en la medicina transexual. Uno de los principales retos es garantizar un acceso equitativo a la atención hormonal y quirúrgica. En muchos países sigue habiendo barreras importantes, como las económicas, la falta de profesionales cualificados y los obstáculos burocráticos que dificultan el acceso a la atención. Las cuestiones éticas también afectan a la autonomía y la capacidad de decisión de los pacientes, sobre todo en el caso de los menores, en los que el inicio del bloqueo de la pubertad o la terapia hormonal debe considerarse cuidadosamente. Existe una tensión entre la protección de la salud a largo plazo y la necesidad de tomar medidas tempranas para reducir la disforia de género.

Pediatría y trastornos de la pubertad

El tratamiento de los trastornos del crecimiento y el retraso puberal en pediatría requiere un profundo conocimiento de los mecanismos endocrinos que controlan el crecimiento y el desarrollo puberal. Los trastornos del crecimiento pueden estar causados por factores genéticos, hormonales o sistémicos, mientras que el retraso puberal suele deberse a una activación inadecuada del eje hipotálamo-hipofisario-gonadal. La intervención hormonal selectiva desempeña un papel decisivo en ambos casos, especialmente en síndromes como el de Turner y el de Klinefelter.

En el caso de los trastornos del crecimiento, el tratamiento suele tener como objetivo promover el crecimiento longitudinal y permitir alcanzar la estatura final predeterminada genéticamente. Una de las principales terapias es la administración de hormona del crecimiento (GH), sobre todo en niños con deficiencia documentada de la hormona del crecimiento, síndrome de Turner, enfermedad renal crónica u otros trastornos del crecimiento. La hormona del crecimiento actúa promoviendo la producción del factor de crecimiento-1 similar a la insulina (IGF-1), que estimula la proliferación celular y las placas de crecimiento óseo. En el síndrome de Turner, caracterizado por la pérdida total o parcial de un cromosoma X, la hormona del crecimiento suele utilizarse en combinación con estrógenos para estimular el crecimiento y favorecer el desarrollo puberal.

El tratamiento del retraso puberal requiere una cuidadosa consideración de la causa y de los efectos psicosociales del retraso. En adolescentes con retraso constitucional del desarrollo, una causa frecuente, la intervención hormonal no siempre es necesaria, ya que la pubertad suele producirse espontáneamente. Sin embargo, si el estrés psicosocial es importante, el tratamiento a corto plazo con dosis bajas de testosterona en los chicos o de estrógenos en las chicas puede ayudar a inducir la pubertad y reducir el estrés psicológico. En el caso de causas patológicas como el hipogonadismo hipogonadotrópico, se utilizan hormonas gonadotrópicas o terapias con hormona liberadora de gonadotropina (GnRH) para estimular la producción endógena de hormonas y permitir un desarrollo puberal normal.

Síndromes específicos como los de Turner y Klinefelter requieren enfoques terapéuticos personalizados. En el síndrome de Turner, los estrógenos se utilizan junto con la hormona del crecimiento para inducir y mantener la pubertad con el fin de promover el desarrollo de los caracteres sexuales secundarios y la densidad ósea. En el síndrome de Klinefelter, que se caracteriza por la presencia de un cromosoma X adicional en los pacientes varones, suele haber una deficiencia de testosterona. Los tratamientos con testosterona se utilizan para aumentar la masa muscular, la densidad ósea y el desarrollo sexual. En ambos síndromes es necesario un seguimiento de por vida para evitar complicaciones a largo plazo, como enfermedades cardiovasculares u osteoporosis.

Las intervenciones hormonales tempranas pueden ofrecer beneficios significativos, pero también pueden tener consecuencias a largo plazo. En el caso de las terapias con hormona del crecimiento, existe preocupación por los posibles efectos sobre la homeostasis de la glucosa y el aumento del riesgo de padecer ciertos tipos de cáncer, aunque las pruebas al respecto son limitadas. La inducción hormonal de la pubertad puede aumentar el riesgo de cierre del cartílago de crecimiento y de reducción de la estatura final si no se controla adecuadamente. También pueden producirse consecuencias psicológicas, sobre todo si no se cumplen las expectativas del tratamiento o persisten los problemas sociales y emocionales debido a la enfermedad subyacente.

Parte III: Beneficios, riesgos y controversias

Beneficios de la terapia hormonal

La terapia hormonal ofrece importantes beneficios en diversos contextos médicos, ya que se dirige específicamente a la regulación de los desequilibrios hormonales. Contribuye significativamente a mejorar la calidad de vida, prevenir enfermedades y prestar apoyo en fases específicas de la vida en las que los cambios hormonales desempeñan un papel central.

La mejora de la calidad de vida gracias a la terapia hormonal es especialmente notable en las afecciones asociadas a una deficiencia o desregulación de las hormonas. En el caso de las mujeres menopáusicas, la terapia hormonal sustitutiva (THS) alivia síntomas como los sofocos, los trastornos del sueño, la sequedad vaginal y los cambios de humor. Estos síntomas pueden afectar considerablemente al funcionamiento diario y al bienestar. El aporte selectivo de estrógenos, a menudo en combinación con progestágenos , restablece el equilibrio hormonal, lo que se traduce en una notable mejora de la calidad de vida física y psicológica. En los hombres con hipogonadismo , el tratamiento sustitutivo con testosterona restablece la libido, mejora la masa muscular y aumenta los niveles de energía, lo que contribuye a mejorar la calidad de vida y el bienestar general.

La prevención de enfermedades es otro beneficio clave de la terapia hormonal. Por ejemplo, la terapia hormonal sustitutiva en mujeres posmenopáusicas reduce el riesgo de osteoporosis y fracturas asociadas, ya que los estrógenos inhiben la resorción ósea y aumentan la densidad ósea. En grupos específicos, como las mujeres con insuficiencia ovárica prematura, la terapia hormonal sustitutiva protege contra las consecuencias a largo plazo de la carencia de estrógenos, como las enfermedades cardiovasculares y el deterioro cognitivo. Al normalizar los niveles de testosterona en los hombres, la terapia hormonal también puede ayudar a prevenir enfermedades metabólicas como la resistencia a la insulina y los trastornos del metabolismo lipídico, que suelen asociarse a un déficit de testosterona. En pediatría, la terapia hormonal dirigida ayuda a corregir trastornos del crecimiento o retrasos del desarrollo puberal, lo que mejora la salud física y mental a largo plazo.

La terapia hormonal también desempeña un papel importante en fases específicas de la vida en las que se producen cambios hormonales. Durante la fase reproductiva, las hormonas pueden ayudar a regular los trastornos del ciclo o a promover la fertilidad, por ejemplo mediante la inducción de la ovulación en mujeres con síndrome de ovario poliquístico (SOP) o mediante la terapia con gonadotropinas en hombres con infertilidad inducida por hormonas. En la adolescencia, la terapia hormonal se utiliza para tratar trastornos del desarrollo, por ejemplo el retraso de la pubertad o síndromes como el de Turner y Klinefelter. En la medicina transexual, la terapia hormonal de reasignación de sexo es esencial para adaptar las características físicas a la identidad de género, con lo que no sólo se consiguen cambios físicos sino que también se favorece el bienestar psicológico y la integración social.

La terapia hormonal ofrece una amplia gama de beneficios, desde el tratamiento de síntomas agudos hasta la prevención de complicaciones de salud a largo plazo. Mejora la calidad de vida, protege frente a enfermedades graves y proporciona apoyo durante fases cruciales de la vida en las que los cambios hormonales desempeñan un papel fundamental. Sin embargo, su eficacia depende de la adaptación individual, un seguimiento cuidadoso y una reevaluación continua para adaptar de forma óptima la terapia a las necesidades del paciente y minimizar los posibles riesgos.

Riesgos y efectos secundarios

La terapia hormonal, aunque aporta beneficios considerables en muchos casos, se asocia a riesgos y efectos secundarios específicos que deben tenerse muy en cuenta. Los riesgos más importantes incluyen el riesgo de trombosis, un riesgo potencialmente mayor de ciertos tipos de cáncer y otras posibles complicaciones, que varían en función del grupo de pacientes y de la forma de terapia.

Uno de los principales riesgos de la terapia hormonal es el aumento de la probabilidad de que se produzcan episodios tromboembólicos. Esto afecta especialmente a las mujeres que reciben terapia hormonal sustitutiva sistémica (terapia hormonal sustitutiva) con estrógenos. El mecanismo de este riesgo radica en el efecto procoagulante de los estrógenos, que pueden aumentar la tendencia de la sangre a coagularse. Los estudios demuestran que el riesgo de trombosis venosa, como la trombosis venosa profunda o la embolia pulmonar, es mayor con los preparados de estrógenos administrados por vía oral que con las aplicaciones transdérmicas. Los hombres que reciben terapia de sustitución con testosterona también pueden tener un mayor riesgo de trombosis, especialmente si la terapia provoca eritrocitosis, que aumenta el volumen y la viscosidad de la sangre.

Otro riesgo importante está relacionado con el desarrollo de tumores hormonodependientes. En las mujeres que reciben una terapia hormonal sustitutiva combinada con estrógenos y progestágenos, el riesgo de cáncer de mama aumenta ligeramente, sobre todo con un uso prolongado de más de cinco años. Las terapias con estrógenos puros, que suelen utilizarse en mujeres sin útero, parecen aumentar menos este riesgo. En cuanto al cáncer de endometrio, existe un mayor riesgo con una suplementación insuficiente de progesterona, ya que los estrógenos favorecen la proliferación endometrial. En el caso de los hombres que reciben terapia sustitutiva con testosterona, la preocupación por el cáncer de próstata ha sido durante mucho tiempo un tema controvertido. Estudios recientes sugieren que una terapia bien controlada no aumenta significativamente el riesgo, pero sigue siendo necesario un seguimiento crítico.

Además de estas complicaciones principales, también pueden producirse otros efectos secundarios, como riesgos cardiovasculares, sobre todo en pacientes de edad avanzada o con factores de riesgo preexistentes. Las terapias hormonales a largo plazo pueden tener efectos metabólicos, como influir en el metabolismo de los lípidos, la sensibilidad a la insulina y la función hepática. La terapia con testosterona puede producir efectos secundarios como apnea del sueño, acné o caída del cabello, mientras que la retención de líquidos y la sensibilidad mamaria son frecuentes con las terapias con estrógenos.

Sopesar los beneficios y los riesgos es esencial y requiere una consideración individual de la paciente. En las mujeres posmenopáusicas más jóvenes sin factores de riesgo significativos, los beneficios de la terapia hormonal sustitutiva, sobre todo en cuanto al alivio de los síntomas y la prevención de la osteoporosis, pueden superar a los riesgos. Sin embargo, en el caso de mujeres mayores o con mayor riesgo de trombosis, cáncer de mama o enfermedad cardiovascular, se recomienda precaución y considerar estrategias de tratamiento alternativas. En los hombres con hipogonadismo, los beneficios del tratamiento con testosterona suelen ser mayores que los riesgos, sobre todo si se controla cuidadosamente el hematocrito y la salud de la próstata. Los transexuales se benefician significativamente de la terapia hormonal de cambio de sexo, aunque la vigilancia de los efectos secundarios a largo plazo es esencial para minimizar riesgos potenciales como las complicaciones cardiovasculares.

En cuanto a los efectos a largo plazo de la terapia hormonal, ahora sabemos que dependen en gran medida del grupo de pacientes, el tipo de terapia y la duración de su uso. Aunque muchas complicaciones están bien documentadas, la investigación sobre los riesgos a largo plazo y los posibles efectos tardíos sigue siendo un campo dinámico. La denominada "hipótesis del momento oportuno" en la terapia hormonal sustitutiva sugiere que iniciar la terapia a una edad más temprana (en los diez años siguientes a la menopausia) se asocia a menores riesgos cardiovasculares y a una mejor relación riesgo-beneficio que iniciarla más tarde. Los estudios a largo plazo de la terapia con testosterona en hombres han demostrado que los riesgos graves son poco frecuentes cuando se utiliza y se controla adecuadamente, pero es necesario seguir investigando los efectos a largo plazo sobre la salud cardiovascular y la prevención del cáncer de próstata.

En resumen, la terapia hormonal tiene tanto beneficios significativos como riesgos específicos que requieren una consideración individual y cuidadosa. Los enfoques modernos basados en la evidencia, el seguimiento periódico y la consideración de los factores específicos de cada paciente son esenciales para que la terapia sea segura y eficaz. La investigación a largo plazo sigue siendo necesaria para profundizar en el conocimiento de los posibles efectos tardíos y seguir optimizando las normas de tratamiento.

Controversias y debates sociales

El papel de las empresas farmacéuticas en la popularización de la terapia hormonal, sobre todo en el tratamiento de los procesos de envejecimiento, es complejo y tiene implicaciones tanto científicas como éticas. Las empresas farmacéuticas han contribuido significativamente al desarrollo y comercialización de las terapias hormonales sustitutivas, pero no sin polémica. En particular, el uso de hormonas en el mercado antienvejecimiento plantea interrogantes sobre su uso indebido, su base científica y su responsabilidad ética.

Las empresas farmacéuticas han mejorado la disponibilidad y eficacia de las terapias hormonales gracias a una amplia labor de investigación y desarrollo. En ámbitos como el tratamiento de la menopausia y la andropausia, han desarrollado productos que han demostrado mejorar la calidad de vida y prevenir enfermedades como la osteoporosis o las enfermedades cardiovasculares. Al mismo tiempo, sin embargo, las intensas estrategias de marketing han contribuido a presentar la terapia hormonal no sólo como una necesidad médica, sino también como un tratamiento de estilo de vida. Sobre todo en la década de 1990, las terapias hormonales sustitutivas para mujeres se promocionaron como una "panacea" para conseguir un aspecto juvenil, energía y salud, a menudo sin una presentación diferenciada de los riesgos potenciales. Este marketing contribuyó al uso generalizado de hormonas, incluso en mujeres sin indicaciones médicas.

En el mercado del antienvejecimiento, el abuso de hormonas, en particular la testosterona, la hormona del crecimiento y la DHEA (dehidroepiandrosterona), se ha convertido en un problema creciente. Estas sustancias se comercializan a menudo como medio para mejorar la vitalidad, la masa muscular y el rendimiento cognitivo, aunque sus beneficios y riesgos para la salud a largo plazo en este contexto no están suficientemente probados científicamente. Especialmente problemático es que muchas prácticas antienvejecimiento tienen lugar fuera de la atención médica regulada. A menudo se prescriben a los pacientes dosis elevadas de hormonas sin indicaciones claras ni seguimiento periódico. Esto no sólo provoca efectos secundarios potencialmente graves, como complicaciones cardiovasculares, desequilibrios hormonales y mayor riesgo de cáncer, sino también una pérdida de confianza en la comunidad médica.

Los retos científicos y éticos afectan tanto a la investigación clínica como a la comercialización de las hormonas. Desde el punto de vista científico, las pruebas de muchas aplicaciones antienvejecimiento de las hormonas siguen siendo limitadas o contradictorias. Los ensayos clínicos que investigan exhaustivamente los posibles beneficios y riesgos suelen ser caros y llevar mucho tiempo, lo que significa que muchas afirmaciones sobre los beneficios de los tratamientos hormonales antienvejecimiento no están suficientemente respaldadas por investigaciones de alta calidad. Desde el punto de vista ético, resulta problemático que en algunos casos se ignoren deliberadamente las incertidumbres o lagunas de conocimiento para promover la demanda de estos productos.

Otro problema ético es la selección de grupos vulnerables. Las mujeres menopáusicas y las personas mayores en general suelen ser grupos objetivo de estrategias de marketing agresivas que les sugieren que el proceso natural de envejecimiento es un "déficit" que hay que corregir. Esto puede conducir no sólo a un tratamiento excesivo, sino también a una mayor presión social para mantenerse joven y productivo.

Las empresas farmacéuticas también tienen la responsabilidad de publicar con transparencia los resultados de los ensayos clínicos, incluidos los riesgos potenciales de las terapias hormonales sustitutivas. Los casos en los que se han suprimido o trivializado los resultados negativos de los estudios han minado significativamente la confianza en la industria. Al mismo tiempo, estudios independientes como el Women's Health Initiative (WHI), que puso de manifiesto los riesgos de la terapia hormonal sustitutiva, han contribuido a aclarar las indicaciones de la terapia y a centrarse en un uso más personalizado y seguro.

En resumen, puede decirse que las empresas farmacéuticas desempeñan un papel ambivalente en la popularización de la terapia hormonal. Por un lado, contribuyen al desarrollo de tratamientos que cambian vidas; por otro, a veces fomentan el mal uso de las hormonas, sobre todo en el mercado del antienvejecimiento, mediante estrategias de marketing agresivas y una transparencia insuficiente. Los retos científicos y éticos exigen una regulación más estricta, un mayor énfasis en la medicina basada en pruebas y un examen crítico de las consecuencias a largo plazo de la comercialización de hormonas.

Esto es esencial para garantizar la seguridad de los pacientes y su confianza en las terapias hormonales.

Parte IV: El futuro de las terapias hormonales

Nuevos avances y tecnologías

La terapia hormonal se beneficia cada vez más de los nuevos avances y tecnologías en biología molecular, genética , medicina de precisión y formas de dosificación innovadoras como la nanotecnología. Estos avances permiten terapias más individualizadas y eficaces que no solo mejoran la eficacia, sino que también minimizan los efectos secundarios.

Los avances en biología molecular y genética han profundizado considerablemente en el conocimiento de las vías de señalización hormonal. Tecnologías como la secuenciación genética y CRISPR-Cas9 han permitido identificar variaciones genéticas que influyen en la sensibilidad a las hormonas o modulan la eficacia de la terapia hormonal. Por ejemplo, se han identificado polimorfismos genéticos específicos que influyen en la respuesta a las terapias con estrógenos o testosterona. Estos hallazgos podrían permitir tratar a los pacientes de forma selectiva en función de su perfil genético. En la investigación oncológica, se han descubierto marcadores moleculares que orientan la elección de la terapia antihormonal en tumores hormonodependientes como el cáncer de mama o de próstata . Estos marcadores permiten individualizar las terapias e identificar las resistencias en una fase temprana, lo que mejora notablemente las estrategias de tratamiento.

La medicina de precisión puede revolucionar la terapia hormonal al permitir enfoques terapéuticos individualizados. Combinando información genética, epigenética y metabólica, pueden desarrollarse terapias personalizadas que se adapten de forma óptima a las necesidades y condiciones biológicas del paciente. Por ejemplo, en el tratamiento del cáncer de mama hormonodependiente, la expresión de los receptores de estrógeno y progesterona, así como de HER2, se tiene ahora en cuenta para seleccionar una terapia específica. Enfoques similares podrían extenderse también a otras aplicaciones de la terapia hormonal, por ejemplo en el tratamiento de trastornos endocrinos o cambios hormonales relacionados con la edad.

Las innovaciones en la tecnología de las formas farmacéuticas han hecho que la administración de hormonas sea más segura, eficaz y fácil. La nanotecnología desempeña un papel cada vez más importante en este sentido. Con la ayuda de nanopartículas, las hormonas pueden transportarse a tejidos o células específicos de forma selectiva, reduciendo así los efectos secundarios sistémicos . Esta tecnología se está investigando, por ejemplo, en el desarrollo de fármacos que tengan un efecto máximo con una dosis mínima y aumenten significativamente la biodisponibilidad. Las fórmulas liposomales y las microcápsulas poliméricas ofrecen la posibilidad de liberar hormonas de forma controlada durante periodos más prolongados, lo que mejora el cumplimiento terapéutico de los pacientes. Los parches transdérmicos, los sistemas de microagujas y las aplicaciones intranasales son otros ejemplos de formas de dosificación innovadoras que complementan o sustituyen a la administración oral o intramuscular tradicional.

La combinación de estos avances abre nuevas perspectivas para la terapia hormonal. Por ejemplo, los pacientes con tumores hormonodependientes podrían recibir terapias precisas y adaptadas a sus perfiles moleculares, al tiempo que podrían utilizarse tecnologías innovadoras para la administración selectiva de fármacos. En el tratamiento de trastornos endocrinos como el hipogonadismo o la menopausia , las dosis y formas de dosificación adaptadas individualmente podrían minimizar los efectos secundarios y mejorar la calidad de vida de los afectados.

A largo plazo, es probable que los avances en inteligencia artificial (IA) y análisis de datos desempeñen un papel clave al procesar grandes cantidades de datos clínicos y genéticos e identificar patrones que permitan el desarrollo de nuevas terapias y la optimización de los enfoques existentes.

Enfoques alternativos

Los enfoques alternativos, como el uso de fitohormonas a base de plantas y las intervenciones en el estilo de vida, son cada vez más importantes en el tratamiento de los trastornos hormonales . Estos enfoques ofrecen opciones que a menudo se perciben como alternativas más suaves a la terapia hormonal tradicional. Mientras que las fitohormonas a base de plantas se utilizan en la medicina complementaria en particular, los cambios en el estilo de vida pueden proporcionar un apoyo fundamental en la regulación de los desequilibrios hormonales.

Las fitohormonas vegetales son compuestos de las plantas que tienen una estructura y función similares a las hormonas humanas, en particular los estrógenos . Las isoflavonas, presentes en la soja, el trébol rojo y otras plantas, y los lignanos, presentes en las semillas de lino, son los representantes más conocidos. Estos compuestos se unen a los receptores de estrógenos y pueden tener un efecto similar al de los estrógenos (agonista) o inhibir el efecto de los estrógenos propios del organismo (antagonista), dependiendo de la concentración y del tipo de receptor. Los fitoestrógenos se utilizan a menudo como alternativa a la terapia hormonal sustitutiva tradicional en el tratamiento de síntomas menopáusicos como los sofocos y los trastornos del sueño. Los estudios demuestran que pueden aportar mejoras moderadas de estos síntomas, pero su eficacia sigue siendo limitada en comparación con las hormonas sintéticas. Sin embargo, se consideran más seguras, ya que no se asocian a un mayor riesgo de cáncer de mama o trombosis, aunque se necesitan más investigaciones para aclarar los efectos a largo plazo.

Además de las fitohormonas, otros preparados herbales como la pimienta de monje, el cohosh negro y el aceite de onagra también desempeñan un papel en la medicina complementaria. Se utilizan principalmente para el síndrome premenstrual (SPM), los síntomas de la menopausia o los ciclos irregulares. Aunque muchas usuarias afirman que tienen efectos positivos, las pruebas científicas de su eficacia suelen ser limitadas y no se conocen del todo los mecanismos exactos de acción. No obstante, son una opción para las pacientes que prefieren un enfoque natural o para las que las terapias con hormonas sintéticas están contraindicadas.

Las intervenciones sobre el estilo de vida también desempeñan un papel fundamental en la prevención y el tratamiento de los trastornos hormonales. La actividad física tiene un efecto positivo en el equilibrio hormonal al mejorar la sensibilidad a la insulina, regular los niveles de cortisol e influir en la producción de hormonas sexuales. El ejercicio regular puede ayudar a estabilizar los niveles hormonales y mejorar síntomas como los ciclos irregulares o la obesidad, sobre todo en el caso del síndrome de ovario poliquístico (SOP). Un estilo de vida activo también puede ayudar a aumentar los niveles naturales de testosterona y a mantener la masa muscular en los hombres con deficiencia de testosterona relacionada con la edad.

La dieta también desempeña un papel importante en la regulación de las funciones hormonales. Una dieta equilibrada rica en ácidos grasos insaturados, productos integrales, fruta y verdura favorece la producción y regulación hormonal. En particular, los alimentos con un índice glucémico bajo pueden ayudar a mejorar la sensibilidad a la insulina, que es de vital importancia en trastornos hormonales como el síndrome de ovario poliquístico o el síndrome metabólico. Además, una ingesta adecuada de micronutrientes como la vitamina D , el magnesio y el zinc puede favorecer la función endocrina.

La gestión del estrés es otro aspecto importante, ya que el estrés crónico aumenta los niveles de cortisol y puede desregular el hipotálamo, la hipófisis y el eje suprarrenal (eje HPA). Esta desregulación puede tener un efecto negativo sobre la producción de hormonas sexuales y la función tiroidea. Las técnicas de relajación como el yoga, la meditación y el entrenamiento de la atención plena pueden ayudar a reducir el estrés y restablecer el equilibrio hormonal.

Las fitohormonas y las intervenciones en el estilo de vida ofrecen valiosas alternativas o complementos a las terapias hormonales convencionales. Aunque las fitohormonas y los enfoques complementarios suelen tener menos efectos secundarios, su eficacia sigue siendo limitada en comparación con las hormonas sintéticas. Por otra parte, las intervenciones en el estilo de vida, como el ejercicio, la dieta y el control del estrés, pueden desempeñar un papel fundamental en la prevención y el tratamiento de los desequilibrios hormonales al ayudar al organismo a regular su equilibrio hormonal de forma natural. Sin embargo, estos enfoques requieren un alto nivel de compromiso y continuidad por parte de los pacientes, por lo que es esencial la adaptación y el asesoramiento individualizados por parte de los especialistas.

Perspectivas de investigación

La investigación en terapia hormonal es un campo dinámico e interdisciplinar que abarca numerosas cuestiones abiertas, enfoques clínicos innovadores y posibilidades tecnológicas. Los estudios a largo plazo, las nuevas estrategias clínicas y la integración de big data e inteligencia artificial (IA) desempeñan un papel crucial para seguir mejorando la comprensión y la aplicación de los tratamientos hormonales.

Las preguntas sin respuesta en la terapia hormonal se refieren tanto a los mecanismos como a los efectos a largo plazo. A pesar de los amplios estudios realizados, sigue sin estar claro por qué algunas pacientes responden mejor a las terapias hormonales que otras. La variabilidad individual podría deberse a diferencias genéticas, cambios epigenéticos o factores ambientales, lo que subraya la necesidad de enfoques personalizados. Tampoco se conocen del todo la duración y la dosis óptimas de los tratamientos hormonales. En el caso de la terapia hormonal sustitutiva (THS) para mujeres menopáusicas, existe incertidumbre sobre el impacto a largo plazo en las enfermedades cardiovasculares, la demencia y ciertos tipos de cáncer. El perfil de riesgo-beneficio de la terapia androgénica para hombres con deficiencia de testosterona relacionada con la edad tampoco se ha aclarado aún de forma concluyente, sobre todo en lo que respecta al cáncer de próstata y los eventos cardiovasculares.

Los estudios a largo plazo son esenciales para evaluar mejor la seguridad y eficacia de los tratamientos hormonales. Los grandes estudios de cohortes, como la Iniciativa para la Salud de la Mujer (WHI), han aportado información valiosa, pero también han suscitado controversias. Los estudios futuros deberían examinar con más detalle grupos específicos de pacientes con el fin de elaborar recomendaciones diferenciadas para los distintos grupos de edad, sexo y perfil de riesgo. Los ensayos controlados aleatorizados (ECA) podrían, por ejemplo, evaluar nuevos preparados hormonales, combinaciones innovadoras o formas de dosificación alternativas para comprender mejor los efectos agudos y a largo plazo. Además, se necesitan estudios preclínicos para seguir investigando la base molecular de las vías de señalización hormonal e identificar posibles nuevas moléculas diana.

Los avances en medicina de precisión podrían impulsar nuevos enfoques clínicos. La integración de datos genéticos y epigenéticos permite desarrollar terapias personalizadas *que* se adapten mejor a las necesidades individuales de los pacientes. *El estudio de biomarcadores moleculares podría ayudar a identificar a* las *pacientes* que se benefician especialmente de terapias hormonales específicas o a las que corren un mayor riesgo de sufrir efectos secundarios . Esto es especialmente relevante en tumores hormonodependientes como el cáncer de mama o de próstata , donde la resistencia a las terapias antihormonales es un problema importante. En estos casos, nuevos enfoques, como las terapias combinadas o los fármacos dirigidos, podrían mejorar la eficacia y vencer la resistencia.

La importancia de los macrodatos y la inteligencia artificial (IA) en la investigación de la terapia hormonal está creciendo rápidamente. Las grandes cantidades de datos procedentes de historias clínicas electrónicas, bases de datos genéticos y estudios clínicos ofrecen la posibilidad de reconocer patrones que no serían visibles con los métodos tradicionales. Los algoritmos basados en IA pueden ayudar a descifrar relaciones complejas entre variaciones genéticas, perfiles hormonales y resultados del tratamiento. El aprendizaje automático también podría desarrollar modelos predictivos que calculen la probabilidad de éxito del tratamiento o los efectos secundarios para cada paciente. Estos enfoques también podrían ayudar a identificar nuevas moléculas diana o a desarrollar dosis y estrategias de tratamiento óptimas.

Otro campo apasionante es el uso de la IA para el descubrimiento de nuevos compuestos hormonales. Los algoritmos de acoplamiento de moléculas pueden utilizarse para probar virtualmente millones de posibles compuestos e identificar los que interactúan con receptores hormonales específicos. Este enfoque acelera considerablemente el proceso de desarrollo de nuevos fármacos y reduce los costes. Al mismo tiempo, los análisis predictivos podrían ayudar a identificar posibles efectos secundarios en una fase temprana y aumentar así la seguridad de las nuevas terapias.

Palabras finales

La terapia hormonal es un componente esencial de la medicina moderna y abarca un amplio espectro de aplicaciones que van desde el tratamiento de trastornos hormonales hasta el apoyo a fases específicas de la vida. Su eficacia es especialmente evidente en la mejora de la calidad de vida, la prevención de enfermedades como la osteoporosis y el tratamiento de tumores hormonodependientes. A pesar de estos éxitos, las terapias hormonales no están exentas de riesgos. Los riesgos de trombosis, los posibles riesgos de cáncer y otras complicaciones exigen una cuidadosa consideración de los beneficios y los riesgos. Sin embargo, los avances en biología molecular, medicina de precisión y tecnología han contribuido a que estas terapias sean más personalizadas, seguras y eficaces.

El futuro de la terapia hormonal es prometedor. La integración de macrodatos e inteligencia artificial profundizará nuestra comprensión de las complejas interacciones del sistema endocrino y permitirá enfoques de tratamiento personalizados. Los avances en genética y epigenética abren nuevas posibilidades para adaptar las terapias con precisión a las necesidades individuales de los pacientes. Tecnologías como la nanomedicina podrían revolucionar las formas de dosificación y la eficacia de los tratamientos hormonales, mientras que la investigación innovadora está abriendo potencialmente nuevos campos de aplicación. Al mismo tiempo, los enfoques alternativos, como las fitohormonas a base de plantas y las intervenciones en el estilo de vida, seguirán desempeñando un papel importante, especialmente para los pacientes que prefieren opciones naturales o no invasivas.

El llamamiento a los lectores es de vital importancia: las decisiones informadas son la clave de una terapia hormonal segura y eficaz. Esto requiere tanto una información sólida para los pacientes como una estrecha cooperación interdisciplinar entre médicos, investigadores, empresas farmacéuticas y responsables políticos. El objetivo debe ser siempre adaptar la terapia a las necesidades biológicas, sociales y psicológicas de los pacientes. Al mismo tiempo, es esencial seguir cuestionando críticamente cómo combinar en la práctica los aspectos científicos, tecnológicos y éticos para aprovechar plenamente el potencial de la terapia hormonal y minimizar los posibles riesgos.

En resumen, la terapia hormonal sigue siendo un campo fascinante y dinámico de la medicina que puede mejorar la calidad de vida y la salud de muchas personas con constantes avances. Sin embargo, su éxito depende fundamentalmente de cómo traslademos los últimos descubrimientos científicos a la práctica clínica, teniendo en cuenta al mismo tiempo las necesidades y preferencias individuales de los pacientes. El desarrollo ulterior de estas terapias no es sólo un reto, sino también una oportunidad para ampliar los límites de la medicina moderna y establecer nuevos estándares para la medicina personalizada.

Índice

Acetilación 52
Adenomas 30, 35, 43
Adrenalina 19, 27
síndrome adrenogenital 45, 46
AGS 45, 46, 47
Aldosterona 23, 42, 43
Alendronato 84
Procesos de envejecimiento 17
Derivados de aminoácidos 19
Exceso de andrógenos 47
Andrología 94, 96
Fármacos antitiroideos 67, 68
Enfermedades autoinmunes 22, 49
Basedow 35, 49, 50, 68
Imágenes 28, 40, 46
Hormonas bioidénticas 71, 74
Bifosfonatos 41, 83, 84, 85, 87, 89
Hipertensión arterial 23, 41, 42, 43, 44, 45, 60
Análisis de sangre 22, 24
Sustancias mensajeras 13, 15, 19, 20
Cáncer de mama 55, 84, 91, 100, 101, 102, 113, 114, 121, 123
Calcimiméticos 41
Calcitonina 45
Calcio 88, 92, 93, 94
Tomografía computarizada 28, 29, 42
Síndrome de Conn 23, 42, 44
CRISPR-Cas9 120
Síndrome de Cushing 23, 27, 42, 43, 44
Degarelix 102
Denosumab 41, 85, 86, 87, 88, 89, 91, 102
Diabetes 13, 17, 24, 48, 49, 50, 51, 60, 61, 73
Metilación del ADN 51
Ovulación 14, 21, 36, 37, 38, 56, 98
Maduración de ovocitos 14, 98, 100

Alteraciones electrolíticas 42
Trastornos electrolíticos 23, 33, 41, 43, 44
Hiperplasia endometrial 55, 79, 90
Factores epigenéticos 51
Agotamiento 31, 32, 57
Medicina de la fertilidad 54, 56
Reproducción 13, 16, 17, 19, 100
FSH 36, 37, 40, 57, 98, 99
Genética 44, 51, 120, 130
Secuenciación de genes 120
Gónadas 19
Progestágenos 110, 113
Pérdida de peso 33, 34
Aumento de peso 31, 32, 37, 43, 60, 66, 102
Glucagón 19, 23, 63, 73
Metabolismo de la glucosa 48, 73
Prueba de tolerancia a la glucosa 24, 37
Proteína G 20
Ginecología 76
Caída del cabello 32, 114
Hashimoto 49, 50, 66
Hormonas inhibidoras 20
Arritmia cardíaca 34, 42

Hirsutismo 37, 46
Modificaciones de las histonas 51, 52
Homeostasis 19, 21, 92
Deficiencia hormonal 13
Ritmos hormonales 25
Niveles hormonales 20, 21, 22, 24, 26, 27, 35, 54, 65, 66, 67, 98
Hiperparatiroidismo 39, 40, 41, 46
Hiperplasia 31, 43, 45
Hipertiroidismo 22, 33, 35, 67, 68, 74
Hipogonadismo 23, 38, 57, 59, 94, 95, 96, 99, 108, 110, 114, 122
Hipófisis 19, 30, 35, 36, 43, 45, 66, 125
Hipotiroidismo 13, 17, 22, 31, 33, 65, 66, 67, 68, 74
Ibandronato 84
Insulina 13, 15, 19, 23, 61, 73, 107
Resistencia a la insulina 24, 37, 38, 48, 51, 53, 63, 96, 111
Gen del receptor de insulina 51
Isoflavonas 123
Carencia de yodo 22, 49

Sensibilidad al frío 32, 66
Catecolaminas 26, 27, 45
Deseo de tener hijos 17
Fracturas óseas 39
Metabolismo óseo 39, 78, 80, 82, 83, 90, 92
Anticonceptivos 16, 17, 38, 54, 55, 69
Cortisol 19, 23, 25, 26, 27, 32, 43, 46, 59
Levotiroxina 33, 65, 66, 74
Fase lútea 56, 98
Resonancia magnética 28, 30, 42
HOMBRE 45, 46, 47
Menopausia 14, 17, 23, 25, 39, 54, 71, 76, 77, 78, 80, 110, 115, 116, 118, 122
Trastornos menstruales 36, 37
Ciclo menstrual 14, 36, 56, 97, 100
Metformina 38, 50
Metilación 51, 52
Sustitución mineralocorticoide 47
Enfermedades monogénicas 45, 47
Debilidad muscular 39, 42, 43, 60

Glándulas suprarrenales 19, 23, 27, 29, 43, 46, 60, 125
Hormonas suprarrenales 23, 25
Insuficiencia suprarrenal 23, 25, 27, 31, 32, 33
Efectos secundarios 14, 25, 28, 56, 59, 60, 61, 62, 68, 69, 70, 71, 72, 73, 80, 82, 84, 85, 88, 89, 91, 97, 100, 102, 103, 105, 112, 114, 115, 117, 120, 121, 122, 125, 128, 129
Noradrenalina 9, 27
Oncología 14, 16, 73, 75, 100
Osteoblastos 39, 81, 83, 86
Osteoclastos 39, 81, 83, 85, 86, 90
Osteoporosis 17, 39, 40, 41, 55, 60, 73, 77, 78, 80, 82, 83, 84, 85, 86, 87, 89, 90, 92, 93, 94, 95, 102, 108, 111, 114, 116, 130
Estrógenos 15, 19, 23, 25, 36, 37, 39, 54, 55, 56, 69, 71, 72, 76, 79, 98, 101, 105, 120, 121, 123

Estrógenos 14, 55, 80, 81, 90, 100, 101, 108, 111, 113, 123
Ovarios 38
Hormona paratiroidea 39, 40, 93
PCOS 36, 37, 38, 56, 98, 111, 124, 125
Hormonas peptídicas 19, 20, 61, 62, 73
Feocromocitomas 27
Fosforilación 52
Progesterona 15, 23, 25, 36, 37, 54, 55, 56, 71, 72, 98, 99
Propiltiouracilo 35, 67, 68
Cáncer de próstata 14, 17, 52, 86, 100, 101, 103, 113, 120, 127, 128
Biosíntesis de proteínas 20
Medicina de la reproducción 14, 16, 17, 97, 100
Densidad de receptores 21
Receptores 20, 54, 61, 63, 70, 81
Risedronato 84
Glándula tiroides 13, 19, 22, 29, 30, 31, 33, 35, 66

Hormonas tiroideas 20, 22, 31, 34, 35, 37, 65, 74
Hormonas tiroideas 13, 20, 33, 49, 65, 67, 68
Carcinoma de tiroides 47
Pruebas en suero 24
Inhibidores SGLT2 50
Pruebas de saliva 24, 25, 26
Hormonas esteroideas 19, 20, 54, 59, 72
Pruebas de estimulación 23, 24
Metabolismo 13, 19, 31, 62, 65, 74
Hormonas sintéticas 69, 74
Centellografía 28, 30, 35, 40
Tamoxifeno 101, 102
Testosterona 14, 16, 23, 25, 37, 57, 58, 59, 71, 73, 94, 96, 99, 101, 104, 105, 107, 117
Tiamazol 35
Riesgo de trombosis 55, 73
Tiroxina 19, 22, 31, 34, 50, 65
TRAK 35, 49
Medicina transgénero 14, 59, 103

Proteínas de transporte 21, 24
Piel seca 32
Tirosina quinasas 20
Ecografía 28, 29, 37
Infertilidad 23, 36, 37, 98, 99, 111
Análisis de orina 26
Vainillina ácido mandélico 27

Subidas 32, 57, 77
Estreñimiento 32
Vitamina D 40, 41, 88, 92, 93, 94, 125
Crecimiento 13, 14, 19, 62, 101, 106, 107
Zoledronato 84
Quistes 29, 31, 37, 38